**Sprachverstehen bei
spezifischer Sprachentwicklungsstörung**

KÖLNER ARBEITEN ZUR SPRACHPSYCHOLOGIE

Herausgegeben von Gudula List

Band 11

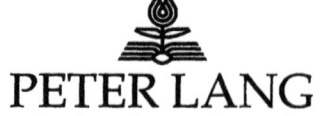

PETER LANG
Frankfurt am Main · Berlin · Bern · Bruxelles · New York · Wien

Claudia Schlesiger

Sprachverstehen bei spezifischer Sprachentwicklungsstörung

Grundlagen und Diagnostik

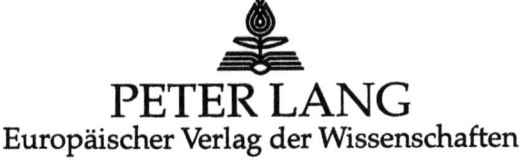

Die Deutsche Bibliothek - CIP-Einheitsaufnahme

Schlesiger, Claudia:
Sprachverstehen bei spezifischer Sprachentwicklungsstörung :
Grundlagen und Diagnostik / Claudia Schlesiger. - Frankfurt am
Main ; Berlin ; Bern ; Bruxelles ; New York ; Oxford ; Wien :
Lang, 2001
  (Kölner Arbeiten zur Sprachpsychologie ; Bd. 11)
  ISBN 3-631-37906-4

ISSN 0935-5685
ISBN 3-631-37906-4
© Peter Lang GmbH
Europäischer Verlag der Wissenschaften
Frankfurt am Main 2001
Alle Rechte vorbehalten.

Das Werk einschließlich aller seiner Teile ist urheberrechtlich
geschützt. Jede Verwertung außerhalb der engen Grenzen des
Urheberrechtsgesetzes ist ohne Zustimmung des Verlages
unzulässig und strafbar. Das gilt insbesondere für
Vervielfältigungen, Übersetzungen, Mikroverfilmungen und die
Einspeicherung und Verarbeitung in elektronischen Systemen.

www.peterlang.de

KÖLNER ARBEITEN ZUR SPRACHPSYCHOLOGIE

Herausgegeben von Prof. Dr. Gudula List

Die Titel dieser Reihe sammeln sich um sprachpsychologische Thematik, verstanden in einem weiten Sinne; sie greifen also aus in die verschiedenen Nachbarregionen: Sozialpsychologie, Neuropsychologie, Sprachwissenschaft, Sprachpädagogik, Sprachpathologie und Therapie.

Die "Kölner Arbeiten zur Sprachpsychologie" entstehen überwiegend aus Studien an der Heilpädagogischen Fakultät der Universität zu Köln. Es sind also in der Regel Promotions- oder Diplomarbeiten, vereinzelt auch wissenschaftliche Arbeiten zur Anerkennung einer Ersten Staatlichen Lehramtsprüfung. Auf diese Weise werden Ergebnisse von akademischen Anstrengungen für die Öffentlichkeit verfügbar, von denen manche sonst unbemerkt in Seminararchive eingeschlossen und um ihre anregende Wirkung auf die Fachdiskussion, der sie entstammen, gebracht würden. Erfahrungsgemäß finden sich in dieser Textgattung auch Pflichtleistungen und Fingerübungen im wissenschaftlichen Schreiben, deren Entstehungs- und Beurteilungsgeschichte sinnvollerweise im Raum des universitären Lehr-, Lern- und Qualifizierungsdiskurses verbleibt. Es gibt jedoch darunter Arbeiten, die sich mit geringer stilistischer Umorientierung, manchmal mit gezielten Akzentuierungen, Erweiterungen oder Straffungen durchaus der Publizität anvertrauen dürfen.

Wie gewiß andere Kolleginnen und Kollegen auch, die solche Arbeiten anregen, betreuen und bewerten, stört es mich, wenn mutiges Aufgreifen von Fragestellungen, profunde Recherchen oder originelle Themenbehandlungen unzugänglich bleiben, die sich mit manchen dem äußeren Anspruch nach weiter fortgeschrittenen Arbeiten messen können. Ich bin dem Peter Lang Verlag verbunden, daß mit dieser Reihe solche ausgewählten Arbeiten ihre verdiente Aufmerksamkeit erlangen.

Vorwort

Auch in deutscher Terminologie setzt sich die Bezeichnung „spezifische Sprachentwicklungsstörung" für das Syndrom verzögerten und abweichenden Spracherwerbs durch, das früher anders, beispielsweise mit „Dysgrammatismus" benannt worden ist. Solche älteren Benennungen legten ein Verengung der Aufmerksamkeit auf die Grammatik, und hier wiederum auf die Sprachproduktion nahe, die dann auch in der Tat im Zentrum der Forschungsaktivitäten gestanden hat. Neuere Erkenntnisse zeigen aber bei den betroffenen Kinder ebenso Auffälligkeiten im Bereich der Aussprache und der Ausbildung des Wortschatzes. Vor allem rückt auch das Sprachverständnis mehr in den Blick. Um solchen Kindern in der sprachheilpädagogischen Praxis angemessen helfen zu können, ist es zunächst einmal erforderlich, im Einzelfall ein genaues Bild dieser komplexen und vielschichtigen Störung zu erarbeiten.

Die hier vorgelegte Arbeit legt den Schwerpunkt auf die Überprüfung des Sprachverstehens bei spezifischer Sprachentwicklungsstörung und macht umfassend bekannt mit den Möglichkeiten, die es hierfür gibt, sowohl mit standardisierten Verfahren wie auch mit informellen Überprüfungen. Es ist ein großes Verdienst dieser Arbeit, die verfügbaren Verfahren, die sehr verstreut in der Literatur auftauchen, hier gebündelt vorzuführen. Zur Illustration der praktischen Verwendbarkeit wir ein Fallbeispiel ausführlich dargestellt.

Die Autorin macht sich aber darüber hinaus verdient, indem sie in einführenden Kapiteln einen gründlichen Überblick über die Erkenntnislage zur Entwicklung des kindlichen Sprachverstehens gibt und detailliert über sprachliche Verstehensleistungen bei spezifischer Sprachentwicklungsstörung berichtet.

Das Buch verdient Aufmerksamkeit, sowohl in sprachtherapeutischer Praxis wie auch in Forschung und Lehre.

Gudula List

Danksagung

Mein Dank gilt dem Caritas Sprachheilkindergarten in Köln, der Logopädischen Praxis Davis in Dormagen, hier insbesondere Frau Julia Wierich, staatlich geprüfte Logopädin, und der Praxis für Sprachtherapie Geier-Bruns, Poncet, Joosten-Weiser in Köln. In diesen Einrichtungen konnte ich wertvolle Erfahrungen in der diagnostisch-therapeutischen Arbeit mit spezifisch sprachgestörten Kindern sammeln und eine Untersuchungsreihe zum Sprachverstehen durchführen. Ebenso möchte ich den Kindern und deren Eltern für ihre Kooperationsbereitschaft danken, ohne die eine Fertigstellung dieses Buches nicht möglich gewesen wäre.

Inhaltsverzeichnis

Einleitung 13

1 Die Entwicklung des Sprachverstehens 15
  1.1 Definition und Eingrenzung 15
  1.2 Sprachverstehensprozesse beim Kleinkind 18
    1.2.1 Sprachperzeption 19
    1.2.2 Kognition und Sprachverstehen 20
    1.2.3 Sprachverstehen im kommunikativen Kontext 22
  1.3 Sprachverstehensprozesse beim Kindergarten- und Vorschulkind 24
    1.3.1 Wortverstehen 24
    1.3.2 Verständnisstrategien 26
    1.3.3 Satzverstehen 29
    1.3.4 Text- und Diskursverstehen 32
    1.3.5 Verständniskontrolle 34
    1.3.6 Koordination von Sprachverstehen und Sprachproduktion 35
  1.4 Zusammenfassung 36

2 Sprachverstehen bei spezifischer Sprachentwicklungsstörung 39
  2.1 Terminologiekontroversen und Definitionsproblematik 39
  2.2 Studien zu Perzeption, Kognition und Kommunikation 42
    2.2.1 Sprachperzeption 43
    2.2.2 Kognition und Sprachverstehen 46
    2.2.3 Sprachverstehen im kommunikativen Kontext 48
  2.3 Studien zum Sprachverstehen 50
    2.3.1 Wortverstehen 51
    2.3.2 Verständnisstrategien 55
    2.3.3 Satzverstehen 57
    2.3.4 Text- und Diskursverstehen 60
    2.3.5 Verständniskontrolle 62
    2.3.6 Koordination von Sprachverstehen und Sprachproduktion 64
  2.4 Zusammenfassung und Interpretation der Ergebnisse 66

3 Diagnostik des Sprachverstehens bei spezifischer Sprachentwicklungsstörung 71

3.1 Zielvorstellungen und methodische Überlegungen 71
3.2 Test- und Prüfverfahren 75
   3.2.1 Unterteste aus standardisierten Verfahren 75
   3.2.2 Nicht-standardisierte Prüfverfahren 80
3.3 Informelle Prüfsituationen 89
   3.3.1 Informelle Überprüfung des linguistischen Dekodierens 90
   3.3.2 Informelle Überprüfung der Verständnisstrategien, des Text- und Diskursverstehens sowie der Verständniskontrolle 92
3.4 Zusammenfassung und Auswertung 94

4 Fallbeispiel: Kevin 97

4.1 Anamnese und bisheriger Therapieverlauf 97
4.2 Beschreibung der Sprachproduktion 98
4.3 Überprüfung des Sprachverstehens 100
   4.3.1 Test- und Prüfverfahren 100
   4.3.2 Informelle Prüfsituationen 104
4.4 Zusammenfassung und Bewertung der Untersuchungsergebnisse 110

5 Kritische Reflexion und Ausblick 113

Literaturverzeichnis 115

Anhang 131

Abbildungsverzeichnis

Abb. 1: Sprachverstehen als multidimensionaler und interaktiver Prozeß..........17
Abb. 2: Das *Coalition-of-cues* - Modell des Sprachverstehens..........37
Abb. 3: Veränderung des therapeutischen Fokus in der Intervention..........69

Tabellenverzeichnis

Tab. 1: Kindliche Verständnisstrategien..........27
Tab. 2: Vier verschiedene Performanzmodalitäten..........73
Tab. 3: Gründe für ausbleibende Reaktionen trotz intaktem Verstehen..........74
Tab. 4: Standardisierte Verfahren mit Untertesten zum Sprachverstehen..........76
Tab. 5: Ausgewählte Sätze aus dem Untertest SEMSY des KISTE..........78
Tab. 6: Verfahren zur Erfassung rezeptiver und expressiver Fähigkeiten..........80
Tab. 7: Verfahren zur Erfassung ausschließlich rezeptiver Fähigkeiten..........80
Tab. 8: Ausgewählte Aufgaben aus der SPKK..........81
Tab. 9: Ausgewählte Aufgaben aus den Sprachentwicklungsskalen..........82
Tab. 10: Ausgewählte Sätze aus dem Dysgrammatiker-Prüfmaterial..........84
Tab. 11: Ausgewählte Beispiele aus dem PPVT-R..........85
Tab. 12: Ausgewählte Beispiele aus dem Pizzamiglio..........86
Tab. 13: Ausgewählte Aufgabe aus dem SKSS..........87
Tab. 14: Ausgewählte Sätze aus IVÜS..........87
Tab. 15: Logische Verknüpfungsfragen aus dem Geschichtentest..........88
Tab. 16: Leitfaden für die Diagnostik des Sprachverstehens..........95
Tab. 17: Ergebnisse des Untertests VS aus dem HSET..........101
Tab. 18: Ergebnisse des Untertests MM aus IDIS..........102
Tab. 19: Ergebnisse des Untertests VH aus dem PSST..........104
Tab. 20: Informelle Überprüfung des Text- und Diskursverstehens..........106
Tab. 21: Informelle Überprüfung des passiven Verbwortschatzes..........108
Tab. 22: Informelle Überprüfung des Verstehens von Pronomen..........109
Tab. 23: Informelle Überprüfung des Verstehens von Präpositionen..........110

> Man kann Wörter sprechen, ohne sie zu verstehen; man kann Wörter verstehen ohne sie zu sprechen; man kann die Wörter dem Anderen aber nur dann mitteilen, wenn man sie versteht. Die sprachliche Kommunikation ist also immer ein Spiegel des Sprachverständnisses. (Zollinger, 1997a:56)

Einleitung

Die spezifische Sprachentwicklungsstörung, die in der älteren Fachliteratur auch Entwicklungsdysphasie oder kindlicher Dysgrammatismus genannt wird, zeichnet sich durch einen verzögerten und abweichenden Spracherwerb aus. Abweichende sprachliche Entwicklungsverläufe finden sich insbesondere auf morphosyntaktischer, aber auch auf phonologischer und lexikalisch-semantischer Ebene. Diese Schwierigkeiten treten in der kindlichen Spontansprache deutlich hervor. Die Frage, inwieweit neben der Sprachproduktion auch das Sprachverstehen dieser Kinder betroffen ist, wird in den meisten Fällen nicht gestellt oder bleibt unbeantwortet. Erst in der neueren Literatur finden sich vermehrt Hinweise darauf, daß bei spezifischer Sprachentwicklungsstörung auch das Sprachverstehen beeinträchtigt sein könnte.

Probleme im Bereich der rezeptiven Fähigkeiten werden häufig unterschätzt oder übersehen, da bereits Kleinkinder aus situativen und anderen Informationen den Inhalt einer Äußerung erraten. Die Aufforderung „Machst Du bitte mal die Tür zu, mir ist kalt." wird z. B. mit einem Blick zur Tür und einer fröstelnden Geste begleitet, so daß das Kind diese Bitte erfüllen kann ohne den wörtlichen Inhalt der Äußerung verstanden zu haben. In vielen Situationen sind die situativen und nonverbalen Hinweisreize jedoch verwirrend, widersprüchlich oder unzureichend. Kinder mit Sprachverständnisstörungen, die sich auf diese Hinweisreize verlassen, geraten dadurch häufig in Konflikte und Mißverständnisse. Sie leben in einer widersprüchlichen Welt, in der viele Situationen unverständlich bleiben. Je nach Temperament des Kindes oder Reaktion der Umgebung sind Verhaltensweisen wie Mißtrauen, Aggressivität oder Passivität die Folge. Auch im Vorschulalter fallen Kinder mit Störungen des Sprachverstehens häufig durch ihr Sozialverhalten auf. Wenn die Kindergärtnerin z. B. eine Geschichte erzählt, können sie dieser nicht folgen. Sie verlieren das Interesse am Fortgang der Geschichte, werden unruhig und fangen an zu stören. In diesem Fall führen kindliche Sprachverständnisschwierigkeiten zu Unaufmerksamkeit oder Ungehorsam.

Defizite im Sprachverstehen, die nicht erkannt werden, haben also schwerwiegende Konsequenzen für den Alltag und auch für die weiteren Entwicklungsmöglichkeiten eines Kindes. Dementsprechend stellt die einseitige Ausrichtung auf die Sprachproduktion eine unausgewogene und nicht zu vertretende Betrachtungsweise spezifischer Sprachentwicklungsstörungen dar. Aus diesem Grund besteht die Zielsetzung der vorliegenden Arbeit darin, die Sprachverständnisleistungen und -defizite spezifisch sprachgestörter Kinder detailliert zu beschreiben und diagnostische Möglichkeiten aufzuzeigen. Ausgehend von einem Überblick zur Entwicklung des Sprachverstehens in **Kapitel 1** werden in **Kapitel 2** empirische Studien zu rezeptiven Leistungen bei spezifischer Sprachentwicklungsstörung vorgestellt. Diese Beschreibung des aktuellen Forschungsstandes wird durch die kritische Diskussion der Hypothesen zu Zusammenhängen von gestörtem Sprachverstehen und spezifischer Sprachentwicklungsstörung ergänzt. In **Kapitel 3** sind deutschsprachige Verfahren, die eine diagnostische Untersuchung des Sprachverstehens ermöglichen, zusammengestellt. Vor dem Hintergrund der Ergebnisse aus Kapitel 2 wird jedes Verfahren in Bezug auf den Einsatz bei spezifischer Sprachentwicklungsstörung bewertet. Das Fallbeispiel in **Kapitel 4** soll die theoriegeleitete Durchführung und Interpretation einer diagnostischen Überprüfung des Sprachverstehens exemplarisch veranschaulichen.

Der Altersbereich, den die vorliegende Arbeit berücksichtigt, beschränkt sich (mit Ausnahme des ersten Kapitels zur Entwicklung des Sprachverstehens) auf das Vorschulalter. Früherkennung bei ein- bis dreijährigen Kindern sowie Prävention von Sprachverständnisstörungen und spezifischen Sprachentwicklungsstörungen stellen zwar einen wichtigen Forschungsbereich dar, können im Rahmen dieser Arbeit aber nur am Rande thematisiert werden. Da sich spezifische Sprachentwicklungsstörungen im Schulalter anders manifestieren als im Vorschulalter, muß der Altersbereich ab dem siebten oder achten Lebensjahr ebenso vernachlässigt werden.

In den folgenden Ausführungen steht bei Personen- oder Berufsbezeichnungen - je nach angenommenen Mehrheitsverhältnissen - entweder die weibliche oder die männliche Form als Oberbegriff für diese Personen- oder Berufsgruppe.

> Das Sprachverständnis baut auf den Erfahrungen des Kindes mit der Personen- und Gegenstandswelt auf, integriert diese und bildet so die Brücke zwischen der vorsprachlichen und sprachlichen Kommunikation. (Zollinger, 1997a:58)

1 Die Entwicklung des Sprachverstehens

1.1 Definition und Eingrenzung

In einzelnen Wissenschaftsdisziplinen wird Sprachverstehen unterschiedlich definiert. Die traditionelle Linguistik sieht Sprachverstehen als einen Vorgang des linguistischen Dekodierens, der sich auf allen linguistischen Beschreibungsebenen vollzieht (Bußmann, 1990:165). Durch linguistische Dekodierung entschlüsselt der Hörer (oder Leser, dessen Fähigkeiten in der vorliegenden Arbeit aber nicht diskutiert werden) die sprachliche Mitteilung entsprechend der konventionalisierten Bedeutung, die dem sprachlichen Zeichen zugeordnet ist (ebd.). In den siebziger Jahren begann mit der sogenannten kognitiven Wende die Erforschung der Zusammenhänge von sprachlichem Verstehen und Weltwissen. Zahlreiche Untersuchungen belegen, daß Sprachverstehen sowohl linguistische Dekodierung als auch Aktivierung von Weltwissen umfaßt (Rickheit & Strohner, 1993:9). Das Weltwissen eines Individuums entspricht dem Wissen, das durch persönliche Erfahrungen, Interaktionen mit anderen sowie mit Objekten, Ereignissen und Situationen gewonnen wird (Milosky, 1990:1). Die Identifikation von Bedeutung beinhaltet also auch die Einbindung in Denk- und Handlungsbezüge (Grimm & Engelkamp, 1981:140). Diese Auffassung von Sprachverstehen wird in modernen sprachpsychologischen Ansätzen durch die Ebene der Pragmatik ergänzt, da Sprachverstehen immer innerhalb des menschlichen Kommunikationsvorgangs stattfindet (Rickheit & Strohner, 1993:9 f.; List, 1998:824) und die Interpretation der Äußerungsabsicht eines Sprechers ebenso wie eine adäquate Reaktion auf das Verstandene miteinbezieht.

In diesem Sinne kann das Sprachverständnis als *multidimensionaler Prozeß* beschrieben werden, welcher sprachliche, kommunikative und kognitive Fähigkeiten gleichermaßen verlangt und integriert. (Zollinger, 1997b:67)

Dieses holistische Verständnis von Sprachverstehen, das Zollinger (ebd.) in ihrem integrativen Ansatz formuliert, liegt auch der vorliegenden Arbeit zugrunde. Es wird nicht der Anspruch erhoben, die verschiedenen Auffassungen von Sprachverstehen kontrovers zu diskutieren. Vielmehr sollen unterschiedliche

Ergebnisse einzelner Wissenschaftsdisziplinen - insbesondere der Entwicklungspsychologie und der Psycholinguistik bzw. Sprachpsychologie - in eine Beschreibung der rezeptiven Entwicklung mit einfließen. Nur ein solch eklektisches Vorgehen wird der Definition des Sprachverstehens als multidimensionalem Prozeß gerecht (Hirsh-Pasek & Golinkoff, 1996:159) und bietet die Möglichkeit, gestörtes Sprachverstehen bei spezifischer Sprachentwicklungsstörung (s. Kap. 2) und Möglichkeiten der Diagnose (s. Kap. 3 und 4) detailliert zu erfassen.

Innerhalb des Sprachrezeptionsprozesses, der sich aus Sprachwahrnehmung (Sprachperzeption) und Sprachverstehen zusammensetzt (Bußmann, 1990:714), kann Sprachverstehen nur schwer von Sprachwahrnehmung abgegrenzt werden.

Hier werden gewöhnlich die reinen Wahrnehmungsvorgänge von der eigentlichen Leistung des inhaltlichen Verstehens unterschieden; jedoch hat bereits die Wahrnehmungsleistung keineswegs ausschließlich bedeutungsindifferenten Werkzeugcharakter; sprachliche Wahrnehmung ist, wie andere auch, selektive [...] und soziale Wahrnehmung. (List, 1998:825; s. 1.2.1)

Vereinfacht ausgedrückt bezeichnet Perzeption [lat.: >Wahrnehmung<] also die Wahrnehmung und Unterscheidung kleinster sprachlicher bzw. lautlicher Einheiten, die nicht bedeutungstragend sind, während Rezeption [lat.: >Aufnahme, Übernahme<] als Synonym für „sinnvolles Verstehen" von Sprache gelten kann.

Neuere psycholinguistische Modelle der Sprachverarbeitung repräsentieren die Schwierigkeit, Teilfunktionen der Sprachrezeption zu differenzieren. Im Gegensatz zu früheren seriellen Modellen wird nicht von einem linearen *bottom-up*-Prozeß ausgegangen, bei dem sich die Transferierung sprachlicher Information von einer tiefergelegenen Ebene zur nächsthöheren vollzieht, sondern von einer interaktiven Verarbeitung, bei der sowohl *bottom-up*- als auch *top-down*-Prozesse, das heißt die Beeinflussung tieferer Ebenen durch höhergelegene, stattfinden (Friederici, 1987:9 und :34; Bußmann, 1990:139 f.; Wrobel, 1994:23; Bishop, 1997:13 f.).

In Abbildung 1 wird der Versuch unternommen, Sprachverstehen als multidimensionalen und interaktiven Prozeß darzustellen. Aus Gründen der Übersichtlichkeit ist die Darstellung stark vereinfacht. So finden *top-down*-Prozesse z. B. nicht nur von der Ebene des kommunikativen Kontextes und des Weltwissens auf die Ebene des inhaltlichen Verstehens statt, sondern auch innerhalb der einzelnen linguistischen Ebenen (Bishop, 1997:231). In welchem Maße diese Ebenen miteinander interagieren oder modular arbeiten, soll an dieser Stelle nicht erörtert werden, da weitestgehend Übereinstimmung in der Annahme besteht, daß die Dynamik kindlicher Sprachentwicklung aus Wechselbeziehungen zwischen den Ebenen resultiert (Szagun, 1996:258 ff; Bishop, 1997:225 ff.; Schöler,

Fromm & Kany, 1998c:292). In der psycholinguistischen und sprachpsychologischen Forschung werden verschiedene Sprachverständnismodelle diskutiert; einen Überblick gibt Friederici (1998). Die Darlegung dieser Modelle ist für ein Verständnis der vorliegenden Arbeit nicht notwendig und würde den Rahmen dieses Kapitels sprengen. Das in Abbildung 1 vorgestellte Modell greift die wichtigsten Komponenten interaktiver Ansätze auf und verdeutlicht so die Multidimensionalität des Sprachverstehens, die für die kindliche Rezeptionsentwicklung eine zentrale Rolle spielt.

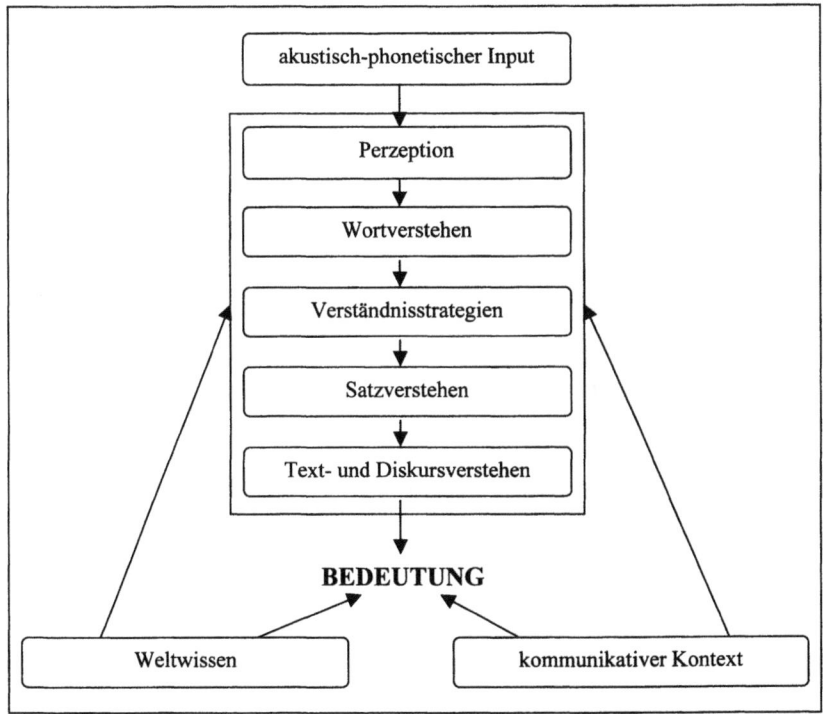

Abb. 1: Sprachverstehen als interaktiver und multidimensionaler Prozeß (nach: Bishop, 1997:14)

Auch die auf den ersten Blick eindeutig erscheinende Differenzierung von Sprachrezeption und Sprachproduktion muß kritisch hinterfragt werden. Vertreter der sogenannten „Motor-Theorie der Sprachwahrnehmung" gehen aufgrund eines experimentell beobachtbaren Effekts davon aus, daß eine stumme Wiederholung der gehörten Laute und die damit verbundenen artikulatorisch-motorischen Rückmeldungen die Sprachwahrnehmung steuern (Liberman,

Cooper, Shankweiler & Studdert-Kennedy, 1967:431). Sprachrezeption ist also nicht einfach nur passives Verstehen im Gegensatz zum aktiven Produzieren von Äußerungen. Vielmehr sind Sprachrezeption und Sprachproduktion aktive Tätigkeiten innerhalb des Sprachverarbeitungsprozesses.

Eine methodische Schwierigkeit in jeder Untersuchung des Sprachverstehens stellt die Tatsache dar, daß nicht Sprachverstehen als solches sondern erst das Resultat des Sprachverstehensprozesses beobachtbar ist.

Was man beobachten kann, sind immer „Produktionen", d. h. Handlungen oder Äußerungen, welche aufgrund der sprachlichen Mitteilung erwartet oder eben nicht erwartet werden. Bei der Erforschung, Beschreibung und Beurteilung des Sprachverstehens geht es folglich immer darum, die Re-Aktionen auf ein sprachliche Äußerung als Ausdruck ihrer Verarbeitung zu *interpretieren*. (Zollinger, 1994:110)

Trotz der dargestellten Verflechtungen und methodischen Schwierigkeiten erfordert eine gezielte und gleichzeitig umfassende Beschreibung des Sprachrezeptionsprozesses eine Trennung zwischen inhaltlichem Verstehen (s. 1.3) und den dafür notwendigen Voraussetzungen (s. 1.2). Dabei orientiert sich die Gliederung dieser Arbeit an den Ebenen des Sprachrezeptionsprozesses, die Abbildung 1 präsentiert. Inhaltliches Verstehen bezieht sich also auf die Ebenen des Wort-, Satz-, Text- und Diskursverstehens sowie auf die Ebene der Verständnisstrategien, während Sprachperzeption, Weltwissen (neben anderen kognitiven Variablen) und kommunikativer Kontext zu den Voraussetzungen des inhaltlichen Verstehens gehören.

Linguistische Entwicklunsgverläufe weichen in verschiedenen Sprachen voneinander ab und sind nicht generell übertragbar (Friederici, 1987:130). Auch das Erscheinungsbild der spezifischen Sprachentwicklungsstörung variiert in Abhängigkeit von der Muttersprache (Leonard, 1998:117). Die wenigen deutschen Studien reichen nicht aus, um einen Überblick über die Entwicklung des Sprachverstehens zu geben, weshalb auch auf anglo-amerikanische Untersuchungen zurückgegriffen werden muß. Daten, die aus Untersuchungen mit deutschsprachigen Kindern stammen, werden an entsprechender Stelle besonders hervorgehoben.

1.2 Sprachverstehensprozesse beim Kleinkind

Tagebuchaufzeichnungen (z. B. Stern & Stern, 1928) lieferten erste Erkenntnisse über das Sprachverstehen im Kleinkindalter, also bis etwa zum 36. Lebensmonat. Ab den sechziger Jahren wurden Untersuchungen konzipiert, in denen das Kind sein Sprachverstehen in eine Handlung umsetzen muß, z. B. bestimmte Anweisungen ausführen oder mit Hilfe von Spielfiguren ausagieren (Objektmanipulationsverfahren) und Bilder oder Objekte auswählen (Bild- oder Objektauswahlverfahren). Die *MacArthur Communicative Development Inventories* (Fenson, Dale, Reznick, Bates, Thal & Pethick, 1994) dokumentieren sowohl die beginnende Sprachproduktion als auch die Entwicklung des Sprachverstehens in Form einer Checkliste für die Eltern. Dieser Elternfragebogen gilt als reliables und valides *Screening*-Instrument und wird zur Zeit für den deutschsprachigen Raum adaptiert (Grimm, 1999:178 ff.). Desweiteren wird zur Sprachverständnisuntersuchung bei Kleinkindern das *Intermodal Preferential Looking Paradigm* herangezogen (Hirsh-Pasek & Golinkoff, 1996:53 ff.). Diese intermodale Untersuchungs-methode der Blickpräferenz, auch Fixations-Paradigma genannt (Grimm, 1998b:726), basiert auf der Hypothese, daß das Kind einem visuellen Stimulus, der mit einem auditiven Stimulus in Verbindung steht, mehr Aufmerksamkeit schenkt und deshalb seinen Blick vorzugsweise auf das korrespondierende Bild oder Video lenkt (Hirsh-Pasek & Golinkoff, 1996:57 ff.). Eine weitere vielversprechende Methode, mit der auf Video aufgezeichnete spontane Interaktionen des Untersuchers und des Kindes anhand vorgegebener Analysekriterien ausgewertet werden sollen, befindet sich in Entwicklung (M. Rausch, persönliche Mitteilung, 22.11.1999).

In den folgenden Punkten wird die Entwicklung des Sprachverstehens, ausgehend von ersten perzeptiven Fähigkeiten (s. 1.2.1) sowie unter Berücksichtigung kognitiver (s. 1.2.2) und kommunikativer (s. 1.2.3) Aspekte dargelegt.

1.2.1 Sprachperzeption

Schon Säuglinge besitzen sprachspezifische perzeptive Fähigkeiten, dazu gehören die Unterscheidung von rhythmisch-prosodischen Mustern und die Beachtung von Prosodiemerkmalen, die Hinweise auf syntaktisch relevante Einheiten geben (Hoff-Ginsberg, 1993:560 f.; Szagun, 1996:185 ff.). Letztere Fähigkeit bezeichnet man als prosodisches *bootstrapping*[1] (Bedore & Leonard, 1995:67).

---

[1] „*Bootstrap*" steht im Englischen für eine Schlaufe am Stiefel, mit deren Hilfe dieser leichter angezogen werden kann (vgl. Motsch, 1999:2). Im Deutschen werden *bootstrapping*-Theorien häufig fälschlicherweise als Steigbügelhaltertheorien bezeichnet (z. B. Grimm, 1998b:737). „Steigbügel" bedeutet im Englischen aber „*stirrup*" und hat - schnell gesprochen - zwar lautliche Ähnlichkeit mit „*strap*" aber keine inhaltliche Gemeinsamkeit mit „*bootstrap*". In den folgenden Ausführungen wird daher aufgrund dieser Unklarheiten in Bezug auf *bootstrapping* die englische Terminologie beibehalten.

Neben der Sensibilität für Prosodie ist auch die Diskrimination und Klassifikation von Sprachlauten in der Sprachperzeptionsentwicklung von Bedeutung. Die Fähigkeit zur kategorialen Wahrnehmung läßt sich schon beim Säugling beobachten (Hoff-Ginsberg, 1993:560 f.; Szagun, 1996:185 ff.). So sind z. B. die alveolaren Plosivlaute [t] und [d] physikalisch gesehen ein Kontinuum. Wird dieses Kontinuum synthetisch dargeboten, so springt der Höreindruck (in Abhängigkeit der Transition des zweiten Formanten) an einer bestimmten Grenze von der Stimmhaftigkeit zur Stimmlosigkeit über, obwohl das akustische Signal linear, das heißt gleichmäßig, variiert wurde. Dieses Phänomen der kategorialen Wahrnehmung gilt für alle Plosivlaute (Liberman et al., 1967:442) und verdeutlicht, daß Kinder im ersten Lebensjahr bereits über eine erstaunliche Kompetenz verfügen, akustisch-phonetische Unterscheidungen zu treffen. Die Ausbildung eines phonologischen Perzeptionsniveaus, das dem eines Erwachsenen vergleichbar ist, erstreckt sich allerdings über mehrere Jahre (Hacker, 1999:16).

Eine weitere für das Verstehen von Sprache wichtige perzeptive Fähigkeit besteht in der zeitlichen Ordnung von Reizen. Bei einem ausreichend großen zeitlichen Abstand zwischen zwei Reizen können diese in ihrer Abfolge bestimmt werden; der dafür notwendige Abstand liegt zwischen 20 und 60 Millisekunden und wird als Ordnungsschwelle bezeichnet (Kegel, 1991:227). Die Entwicklung der Zeitverarbeitung und die Ordnungsschwelle als Maß für die Zeitverarbeitung gelten allerdings als noch wenig erforscht (Veit, 1994:184). Fest steht, daß Zeitverarbeitungsmechanismen einem Entwicklungsprozeß unterliegen, der sich im Normalfall bis ungefähr zum zehnten Lebensjahr ausdifferenziert (ebd.:125).

1.2.2 Kognition und Sprachverstehen

Der Begriff der „Kognition" [lat.: >Erkennen<] gilt im Allgemeinen als Sammelbezeichnung für „Vorgänge oder Strukturen, die mit dem Gewahrwerden und Erkennen zusammenhängen, wie Wahrnehmung, Erinnerung [...], Vorstellung, Begriff, Gedanke" (Häcker & Stapf, 1998:441). In Bezug auf kindliches Sprachverstehen sind insbesondere zwei kognitive Fähigkeiten von Interesse: der Auf- und Ausbau des Weltwissens sowie sprach- und informationsverarbeitende Prozesse. Dementsprechend bezieht sich der Begriff der „Kognition" in den folgenden Ausführungen nur auf diese kognitiven Leistungen.

Durch Fragen beginnen Kinder in einem Alter von drei bis vier Jahren ihr Wissen über die Welt zu erweitern. Dadurch können die in dieser Entwicklungsphase sich anscheinend endlos wiederholenden Fragen nach dem „Was?", „Wie?" und „Warum?" als ein Spiegel der Sprachverständnisentwicklung gewertet werden und stehen mit diesem in engem Zusammenhang (Zollinger, 1994:114; Mathieu, 1998:90). Psychologische Hypothesen über diese Zusammenhänge kognitiver und sprachlicher Entwicklung gehen von unterschiedlichen Grundannahmen aus: Die sogenannte starke Form der Kognitionshypothese, die ihren Ursprung in der entwicklungspsychologischen Stufentheorie Piagets (z. B. 1962) hat, besagt, daß Sprache als eine von mehreren symbolischen Funktionen aus sensomotorischen Handlungsschemata hervorgeht.

Etwas überspitzt formuliert entstehen nach Piaget sprachliche Strukturen aus dem Spiel mit Objekten. So sieht er die Fähigkeit, Objekt und Handlung zu unterscheiden, als Vorläufer der basalen sprachlichen Unterscheidung von Objekt und Prädikat an; die lineare Anordnung von Objekten wird als direkte Vorbereitung für die Wortordnung begriffen, so wie das Ineinanderschachteln von Kistchen als Voraussetzung für die Bildung von Nebensatzkonstruktionen postuliert wird. (Grimm, 1998b:739)

Es gibt allerdings auch linguistische Strukturen, die sich unabhängig von erworbenem Handlungswissen entwickeln, wie z. B. das Genus für Substantive im Deutschen (Veit, 1992:44 f.). Da zahlreiche empirische Studien keine eindeutigen Kausalitätsbeziehungen im Sinne der starken Kognitionshypothese nachweisen konnten (Bates, Benigni, Bretherton, Camaioni & Volterra, 1979:127 ff.) und auch theoretische Überlegungen gegen die Kognitionshypothese Piagets sprechen (vgl. Grimm, 1998b:739), überwiegt heutzutage die Annahme einer vielseitigen Wechselbeziehung zwischen bestimmten sprachlichen und bestimmten kognitiven Fähigkeiten. Sprache und Kognition wirken also nicht monokausal aufeinander. Bates et al. (1979:113) bezeichnen diese Sichtweise als Modell der punktuellen Homologien (*local-homology-* oder *skill-specific-model*). Obwohl die Beziehungen zwischen Sprachverstehen und Aufbau des Weltwissens nicht eindeutig bestimmbar sind, läßt sich die Sprachverständnisentwicklung nur unter Berücksichtigung der kognitiven Entwicklung im Sinne des integrativen Ansatzes (s. 1.1) beschreiben.

Neben dem Auf- und Ausbau des Weltwissens nennt Szagun (1996:44) Informationsverarbeitung und Speicherkapazität des kindlichen Gedächtnisses als zweite wichtige kognitive Voraussetzung für die Weiterentwicklung des Sprachverstehens. Im Rahmen dieser Arbeit kann nicht auf jedes einzelne komplexe Modell der kognitionspsychologischen Informationsverarbeitungs- und Gedächtnisforschung eingegangen werden. Das Modell des Arbeitsgedächtnisses nach Baddeley (z. B. 1986) soll herausgegriffen werden, da sich einige Untersuchungsergebnisse zu Gedächtnisleistungen spezifisch sprachentwicklungsgestörter Kinder direkt auf dieses Modell beziehen (s. 2.2.2). Aufgaben zur Erfassung der Kurzzeitgedächtnisspanne bestehen im allgemeinen darin, Zahlen, Wörter oder Nichtwörter - also eine sinnleere Aneinanderreihung von Phonemen - unmittelbar nachzusprechen (vgl. Grimm, 1999:134). Nach dem Modell des Arbeitsgedächtnisses (Gathercole & Baddeley, 1990a:336 f.) wird eine artikulatorische Schleife postuliert (*articulatory loop*), in der im phonologischen Speicher (*phonological store*) sprachliche Informationen kurz gespeichert und dann wieder vergessen werden, wenn subvokale artikulatorische Wiederholungs- und Kontrollprozesse diese Informationen nicht auffrischen. Nachdem das Arbeitsgedächtnis neue Informationen aufgenommen hat, werden diese geordnet und mit bereits verarbeiteten Informationen und dem Weltwissen verknüpft (Rickheit & Strohner, 1993:39). An erwachsenen Patienten mit neuropsychologischen Ausfällen konnte die Bedeutung des phonologischen Arbeitsgedächtnisses für den Erwerb neuer Wörter nachgewiesen werden (Gathercole & Baddeley, 1990a:337). Auch im Hinblick auf den Spracherwerb ermöglicht die Kapazität des phonologischen Arbeitsgedächtnis Vorhersagen über die Größe des rezeptiven Wortschatzes und die Fähigkeit des Wortlernens (Gathercole & Baddeley, 1989:200; 1990b:439).

1.2.3 Sprachverstehen im kommunikativen Kontext

Der kommunikative Kontext erleichtert Sprachverstehen, da nicht-sprachliche Hinweise ein Verstehen der Äußerung unterstützen. Die Bezeichnung „kommunikativer Kontext" beschränkt sich hier auf den nicht-sprachlichen situativen Kontext und das Interaktionsverhalten der Personen, die sich verständlich machen wollen. Die Bedeutsamkeit des sprachlichen Kontextes bei zusammenhängenden Äußerungen wird unter Punkt 1.3.4 in Bezug auf Text- und Diskursverstehen erläutert.

Mutter-Kind-Interaktionen (die im folgenden als stellvertretend auch für Interaktionen mit anderen Bezugspersonen gelten) stellen einen wichtigen Rahmen für ein erstes Sprachverstehen im kommunikativen Kontext dar. Zollinger (1994:112) weist darauf hin, daß Kinder im Alter von acht oder neun bis zwölf Monaten beginnen, Personen und Gegenstände über den Blick zu verbinden. So sieht, greift und schüttelt ein Kind in diesem Alter nicht einfach nur seine Rassel, sondern schaut danach auch erwartungsvoll zu seiner Mutter und interessiert sich für deren Reaktion.

In solchen Situationen werden drei Grundbedingungen für die Entwicklung des Sprachverständnisses erfüllt: a) das Kind interessiert sich für den Gegenstand bzw. die entsprechende Handlung; b) es interessiert sich für die Reaktion anderer bzw. deren Kommentar und c) es kann die beiden Interessen verbinden und integrieren. Es ist aus dieser Sicht nicht erstaunlich, daß ein erstes Sprachverständnis von den meisten AutorInnen im Alter von etwa zwölf Monaten beobachtet wird, d. h. kurz nach dem Einsetzen dieses referentiellen oder triangulären Blickkontaktes. (Zollinger, 1994:112)

So lernen Kinder am Ende des ersten Lebensjahres über den referentiellen Blickkontakt, daß bestimmte Wörter wie z. B. Rassel immer in Zusammenhang mit bestimmten Situationen auftreten. Im Laufe der Zeit können sie dem Wort die entsprechende Bedeutung zuordnen, wodurch ein erstes lexikalisches Sprachverstehen entsteht (Mathieu, 1998:86).

The infant uses meaning as a clue to language, rather than language as a clue to meaning. (MacNamara, 1972:1)

Der passive kontextgebundene Wortschatz nimmt in der Folge rapide zu (Bates, Thal & Janowsky, 1992:84), allerdings bestehen große individuelle Unterschiede in der Zuwachsrate. Nach den Elternangaben der *MacArthur Communicative Development Inventories* (s. 1.2) verstehen Kinder im Alter von zehn Monaten durchschnittlich 58 Wörter, wobei die Spanne von 8 bis zu 183 Wörtern reicht; mit 16 Monaten liegt der Durchschnitt bei 211 Wörtern bei einer Spanne von 122 bis zu 393 Wörtern (ebd.:88). Generell ist der passive Wortschatz dem aktiven deutlich voraus (Rothweiler & Meibauer, 1999:16, s. 1.3.6). Mit ungefähr 15 Monaten (im expressiven Einwort-Stadium) besitzt das Kind die Fähigkeit, innerhalb einer ihm bekannten Situation mehr als ein Wort zu verarbeiten (Müller, 1996:24).

Das so entstehende Satzverständnis beruht auf einer Kombination von lexikalischem Verständnis und Strategien, mit deren Hilfe das Kind die entschlüsselten Wörter im Gesamtzusammenhang einer Situation interpretiert. (Müller, 1996:24; s. 1.3.2)

Erst zwischen zwei und drei Jahren lernt das Kind, Äußerungen zu verstehen, die nicht mit seinen Erfahrungen übereinstimmen. So kann es widersprüchliche Aufforderungen (wie sie z. B. in einigen Sprachverständnistesten enthalten sind, s. Kap. 3) verarbeiten und mit dem Wort „Nein!" zurückweisen (Mathieu, 1998:89). Ab diesem Alter ist das Kind ebenfalls in der Lage, auf nicht-situative Aufforderungen, wie z. B. einen Gegenstand aus einem anderen Zimmer zu holen, zu reagieren (ebd.).

Die funktionale Sichtweise des frühen Sprachverstehens betont nicht nur die Verstehensleistungen des Kindes, sondern auch die Anpassung der Mutter an die sprachlichen Bedürfnisse des Kleinkindes. So stellt Grimm (1998b:767 ff.) drei wesentliche Phasen des mütterlichen Interaktionsverhaltens heraus: Im ersten Lebensjahr des Kindes dominiert die sogenannte Ammensprache (*baby talk*). Dieser Sprechstil ist gekennzeichnet durch eine überzogene Intonationskontur, einen hohen Tonfall, lange Pausen an Phrasenstrukturgrenzen und einfache Sätze mit kindgerechtem Wortschatz. Intuitiv erleichtert die Mutter dadurch das Erkennen lexikalischer und/oder syntaktischer Einheiten anhand von prosodischen Merkmalen, das heißt prosodisches *bootstrapping* wird erleichtert (s.

1.2.1). Ab dem zweiten Lebensjahr entwickeln sich im Dialog zwischen Mutter und Kind ein gemeinsamer Aufmerksamkeitsfokus, Routinen und erste Worte. Dieser Sprechstil wird als stützende Sprache (*scaffolding*) bezeichnet und ermöglicht dem Kind unter anderem den Ausbau seines Lexikons. Zwischen dem 24. und dem 27. Lebensmonat bildet sich die lehrende Sprache (*motherese*) heraus. Modellierende Sprachlehrstrategien und sprachanregende Fragen charakterisieren diesen Sprechstil, der insbesondere den Erwerb der Grammatik unterstützt.

1.3 Sprachverstehensprozesse beim Kindergarten- und Vorschulkind

Sprachverstehensleistungen im Kindergarten- und Vorschulalter werden aufgrund der fortgeschrittenen sprachlichen Fähigkeiten der Drei- bis Sechs- oder Siebenjährigen hauptsächlich durch dekontextualisierte Situationen, die reines linguistischen Dekodieren erfordern, überprüft. Häufig finden die Methoden des Bild- oder Objektauswahlverfahrens und des Objektmanipulationsverfahrens Anwendung. In solchen dekontextualisierten Situationen werden sowohl Wechselbeziehungen zwischen den einzelnen linguistischen Ebenen als auch perzeptive, kognitive und kommunikative Aspekte des gesamten Sprachverstehensprozesses nicht beachtet (s. Abb. 1). Dies ist aufgrund der fortgeschrittenen Fähigkeiten der Kinder dieser Altersstufe zwar verständlich, und für den Bereich des Wortverstehens (s. 1.3.1) vielleicht auch berechtigt, da im Alter von zwei bis vier Jahren das kontextfreie lexikalische Verstehen ausreift (Chapman, 1978:319). Für das Verstehen von syntaktischen Strukturen und zusammenhängendem Diskurs (s. 1.3.3 und 1.3.4) bevorzugen Kinder im Vorschulalter und darüber hinaus bis ins Grundschulalter allerdings Hinweise aus der Kommunikationssituation, oder sie versuchen die Bedeutung anhand ihrer persönlichen Erfahrung und ihres Weltwissens zu entschlüsseln. Diese Strategien, die zur Erfassung von Bedeutung ohne ein Verstehen der jeweiligen sprachlichen Strukturen führen, werden in Punkt 1.3.2 näher beschrieben. Die letzten beiden Punkte dieses Abschnitts behandeln die Fähigkeit zur Verständniskontrolle (s. 1.3.5) sowie die Koordination von Sprachproduktion und Sprachverstehen (s. 1.3.6).

1.3.1 Wortverstehen

Wenn ein Kind ungefähr in der zweiten Hälfte des zweiten Lebensjahres über einen aktiven Wortschatz von 50 Wörtern verfügt, setzt die Phase des rapiden Wortschatzwachstums ein. Es werden nun mehrere Wörter am Tag in den passiven Wortschatz aufgenommen (Rothweiler & Meibauer, 1999:16). Wichtig und leicht überprüfbar sind z. B. der Erwerb von Größenbezeichnungen und Farbnamen im vierten Lebensjahr sowie das Verstehen von Demonstrativ- und Personalpronomen zwischen dem fünften und sechsten Lebensjahr (Friederici, 1987:139; Carrow-Woolfolk, 1988:297 ff.).

Der Erwerb lexikalischer Einträge führt zu einer Strukturierung und Vernetzung des Lexikons, während umgekehrt die Struktur des Lexikons einen Einfluß auf die Speicherung neuer Elemente, also auf ihren Erwerb hat. Auf diesem Hintergrund ist es nicht sinnvoll anzunehmen, das kindliche Lexikon sei aufgebaut wie das des Erwachsenen, nur viel begrenzter, da es weniger Wörter enthalte. Gehen wir von einem modular organisierten und interaktiven Lexikonmodell aus, dann paßt weit besser die Hypothese, das kindliche Lexikon sei zu Beginn kleiner *und* anders organisiert als das eines Erwachsenen. Im zeitlichen Verlauf des Erwerbs werden Lexikoneinträge verändert und erweitert und Beziehungen zwischen Einträgen hergestellt, umgebaut und gefestigt. (Rothweiler & Meibauer, 1999:12)

Differenzierte Wortbedeutungen entwickeln sich also - über eine allmähliche Annäherung an die zielsprachliche Bedeutung - häufig erst im neunten Lebensjahr (Carrow-Woolfolk, 1988:300; Seiler, 1994:69). Beispiele für eine andersartige Struktur des kindlichen Lexikons finden sich zahlreich im Alltag in Form von Unter- und Übergeneralisierungen: Verwendet ein Kind das Wort „Hund" ausschließlich für ein individuelles Tier, so handelt es sich um eine Untergeneralisierung, während die Bezugnahme auf alle vierbeinigen Tiere eine Übergeneralisierung darstellt.

Im Lexikon werden aber nicht nur Bedeutung und Referenz eines Wortes gespeichert, sondern auch Informationen über syntaktische Kategorie, morphosyntaktische Eigenschaften und Lautstruktur - also die phonetisch-phonologische Form (Amorosa, 1994:75; Rothweiler & Meibauer, 1999:11). Die semantische *bootstrapping*-Hypothese (s. 1.2.1) besagt, daß Kinder anhand semantischer Eigenschaften und kontextueller Hinweise die syntaktische Kategorie eines Wortes identifizieren (Hansen, 1996:56; Bishop, 1997:106). So drücken z. B. Verben meistens Tätigkeiten aus. Im Gegensatz dazu steht die Hypothese des syntaktischen *bootstrapping*. Mittels syntaktischen *bootstrapping* wird anhand von syntaktischen Strukturen auf die Bedeutung eines Verbs geschlossen. Grammatische Elemente, die mit einem Verb in Verbindung stehen, lassen z. B. Rückschlüsse darüber zu, ob es sich bei dem entsprechenden Verb um eine Tätigkeit handelt, die jemand anderen bzw. etwas anderes beeinflußt (wie z. B. „treten" oder „kitzeln" und die meisten anderen transitiven Verben) oder nicht (wie z. B. „schlafen" und die meisten anderen intransitiven Verben). Wenn sich also ein Kind vor die Aufgabe gestellt sieht, das fiktive Verb „spunken" zu verstehen, so wird es bei den Sätzen „Das Mädchen spunkt." und „Das Mädchen spunkt den Jungen." zu einer jeweils anderen Schlußfolgerung gelangen.

Bedeutungsidentifikation und Isolation der Lautsequenz laufen in einem Prozeß zusammen, in dem die Bedeutung auf die isolierte Form abgebildet wird (Rothweiler & Meibauer, 1999:20). Dieser Prozeß wird als *fast mapping* (engl.: >schnelle Zuordnung<) bezeichnet und beschreibt die experimentell nachgewiesene Fähigkeit von Kindern im Kindergarten- und Vorschulalter, auf der Grundlage nur geringer Erfahrungen mit einem Wort eine schnelle Zuordnung zwischen diesem und einer zu Anfang noch undifferenzierten Bedeutung vorzunehmen (Grimm, 1998b:720 f.). Dabei wird der Worterwerb durch sogenannte lexikalische Beschränkungen (*constraints*) gesteuert, die den Hypothesenraum über Referenz und Bedeutung von Wörtern eingrenzen. Dazu zählt unter anderem die Annahme, daß sich Wörter auf ganze Objekte und nicht nur auf einen Teil oder eine Eigenschaft beziehen (*type assumption*) sowie die Annahme, daß sich die Bedeutung von Wörtern gegenseitig ausschließt (*mutual exclusivity assumption*) und es nur einen Namen für ein Objekt gibt (Rothweiler & Meibauer, 1999:21). Auf diese Weise werden unvollständige Repräsentationen zunächst in den rezeptiven Wortschatz aufgenommen und dann - wie bereits angedeutet - in einer länger andauernden Phase ausdifferenziert (ebd.:20).

Im Durchschnitt verfügen sechsjährige Kinder über einen rezeptiven Wortschatz von bis zu 14.000 Wörtern, während der aktive Wortschatz ungefähr 3000 Wörter umfaßt (Carrow-Woolfolk, 1988:300). Wie Kinder die Aufgabe bewältigen, Wortkombinationen zu verstehen und zu verarbeiten, soll Gegenstand der folgenden Ausführungen sein.

1.3.2 Verständnisstrategien

Sprachverständnisstrategien werden von Kindern spontan eingesetzt und dienen dazu, noch nicht zur Verfügung stehende Fähigkeiten des linguistischen Dekodierens durch Informationen aus der Kommunikationssituation oder anhand des persönlichen Weltwissens zu ersetzen (Chapman, 1978:310). In Tabelle 1 sind Verständnisstrategien als Orientierungshilfe in einem Überblick aufgelistet. Es muß noch einmal betont werden, daß die Altersangaben durch Beobachtungen an englischsprachigen Kindern gewonnen wurden.

Nach Chapman (1978:312 f.) tritt die erste sprachliche Verständnisstrategie im Alter von zwölf bis achtzehn Monaten auf und beinhaltet die Integration des beginnenden lexikalischen Dekodierens (s. 1.3.1) mit der Strategie, in einer bestimmten Situation so zu handeln wie gewöhnlich. Wettstein (1995:24) bezeichnet dies als Schlüsselwort-Strategie (vgl. Wetstone & Friedlander, 1973:734; Zollinger, 1994:112 f.). So werden Kinder, die die Schlüsselwort-Strategie benutzen, auf die Aufforderung: „Roll den Ball zu mir!" den Ball vielleicht werfen, da sie das Wort „Ball" verstehen und mit diesem Gegenstand die gewohnte Tätigkeit des Werfens ausführen.

Ungefährer Altersbereich	Mögliche Verständnisstrategien
8 - 12 Monate: Verstehen von Routineabläufen	1. triangulärer Blickkontakt 2. Imitieren von Handlungen
12 - 18 Monate: Kontextgebundenes lexikalisches Verstehen	1. Hinschauen zu genannten Gegenständen 2. Schlüsselwort-Strategie
18 - 24 Monate: Lexikalisches Dekodieren aber kontextgebundenes Satzverstehen	1. Zeigen von genannten Gegenständen 2. Schlüsselwort-Strategie 3. „Kind-als-Handelnder"-Strategie
24 - 42 Monate: Sprachverstehen durch Kontext beeinflußt	1. „Mögliche-Ereignis"-Strategie 2. Ersetzen fehlender Informationen bei nicht verstandenen Fragen 3. Erfinden von Erklärungen bei nicht verstandenen Fragen
42 - 48 Monate: Beginnendes syntaktisches Dekodieren	1. Wortreihenfolge-Strategie bei wahrscheinlichen oder neutralen Ereignissen 2. Wortreihenfolge-Strategie wird übergeneralisiert auf Passivsätze
4 - 8 Jahre	1. Äußerungsreihenfolge-Strategie 2. Strategie der „möglichen Beziehung zwischen den Ereignissen"

Tab. 1: Kindliche Verständnisstrategien (nach: Miller & Paul, 1995:2)

Ab dem zweiten Lebensjahr wird die „Kind als Handelnder"-Strategie (*child as agent strategy*) erworben (Chapman, 1978:314 und :319). Das Kind ist in der Lage, zwar lexikalische, aber noch keine syntaktischen Hinweise zu beachten, so daß es z. B. auf die Aufforderung, die Prinzessin solle den Frosch küssen, diesen selber küßt. In solchen Fällen übernimmt das Kind die thematische Rolle des Agens, obwohl der Satz eine andere Person in der Agensrolle vorsieht.

Im Alter zwischen zwei und vier Jahren entwickeln sich die sogenannten pragmatischen Strategien. In dieser Entwicklungsphase wird das Kind stark von seinem Weltwissen geleitet (Zollinger, 1997b:69). Innerhalb der pragmatischen Strategien tritt die „Mögliche-Ereignis"-Strategie (*probable event strategy*), die auch Semantik-Strategie genannt wird (Grimm, 1998b:729), besonders hervor (Chapman, 1978:316 f.; Mathieu, 1998:90). Das Kind versteht drei Einheiten einer nicht-situativen Äußerung, interpretiert diese aber so, wie es ihm am wahrscheinlichsten erscheint. Damit lassen sich auch Fehlinterpretationen eher unwahrscheinlicher Subjekt-Verb-Objekt Sätze erklären: „Das Kind füttert die Mutter." wird als „Die Mutter füttert das Kind." verstanden und dementsprechend ausagiert (Mathieu, 1998:90).

Hirsh-Pasek und Golinkoff (1996:99 ff.) stellten mit Hilfe von Blickpräferenzuntersuchungen (s. 1.2) fest, daß englischsprachige Kinder die Wortreihenfolge schon im zweiten Lebensjahr beachten. Allerdings erweist sich diese sprachliche Strategie als nicht sehr stabil. Nach Möglichkeit werden oben beschriebene Verständnisstrategien eingesetzt (Paul, 1990:68). Erst ab ungefähr vier Jahren benutzen englischsprachige Kinder die Wortreihenfolge-Strategie (*word order strategy*) durchgängig (Strohner & Nelson, 1974:567; Chapman, 1978:317). Mit einer Übergeneralisierung der Wortreihenfolge-Strategie lassen sich Fehlinterpretationen von Passivsätzen erklären, die, genau wie Aktivsätze, auch in der Reihenfolge Agens, Verb und Patiens aufgefaßt werden (vgl. Grimm & Schöler, 1975:101). Eine in Deutschland durchgeführte Studie zeigt, daß erst Schulkinder sowohl irreversible als auch reversible Passivsätze korrekt dekodieren (Grimm, 1975:82). Die Wortreihenfolge-Strategie darf jedoch nicht ohne weiteres auf das Deutsche übertragen werden. Englisch ist eine flexionsarme Sprache und drückt syntaktische Beziehungen in hohem Maße durch die Wortstellung aus. In stark flektierenden Sprachen wie dem Deutschen kann die Wortstellung freier gestaltet werden, da syntaktische Relationen eher durch morphologische Mittel markiert werden.

Im frühen Vorschulalter geht das Kind von einer Äußerungsreihenfolge-Strategie aus, das heißt einzelne Satzteile werden in der gehörten Reihenfolge interpretiert. Dies fällt insbesondere bei Nebensätzen mit temporalen Konjunktionen wie z. B. „bevor", „während" oder „nachdem" auf, wie sie in vielen Testverfahren (s. Kap. 3) Verwendung finden. Im späten Vorschulalter verwenden Kinder die Strategie der „möglichen Beziehung zwischen den Ereignissen" (*probable relation of events strategy*) bei der Verarbeitung von im Spracherwerb spät auftretenden Konjunktionen wie „weil", „wenn" (kausal gebraucht), „obwohl" und „aber". So wird z. B. der Satz „Ich habe meinen Ballon kaputt gemacht, weil ich geweint habe." in der umgekehrten Reihenfolge interpretiert (Chapman, 1978:318).

Erst das Vorschulkind beginnt, die Worte bewußt und nach bestimmten Regeln miteinander in Beziehung zu setzen und dadurch die Satzbedeutung korrekt zu interpretieren. (Mathieu, 1998:92)

Zieht man in Betracht, daß sich Sprachverständnisstrategien und linguistisches Dekodieren nicht ausschließlich in einer linearen Reihenfolge sondern durchaus auch parallel voneinander entwickeln (Mathieu, 1995:38), so ist der Hypothese Chapmans (1978:319) zuzustimmen, daß Kinder ab einem Alter von etwa vier Jahren mehr sprachliche als kommunikative oder kognitive Fähigkeiten heranziehen, um eine Äußerung zu verstehen.

1.3.3 Satzverstehen

Mit Satzverstehen ist in diesem Zusammenhang die Fähigkeit gemeint, einen Satz oder eine Äußerung nur aufgrund der jeweiligen linguistischen Strukturen außerhalb eines kontextuellen Zusammenhangs zu verstehen. In natürlichen Kommunikationssituationen wird diese Fähigkeit durch die oben beschriebenen Verständnisstrategien (s. 1.3.2) ergänzt und erweitert. Ein Vorschulkind gerät in seiner Lebenswelt nur sehr selten in die Situation, sich ausschließlich auf die Fähigkeit des syntaktischen Dekodierens zu verlassen, was der Überprüfung des Satzverstehens einen künstlichen Charakter verleiht. Trotzdem erscheint es insbesondere auch für diagnostische Zwecke (s. Kap. 3) sinnvoll, solche Untersuchungen durchzuführen, da Kinder spätestens in der Eingangsklasse der Grundschule rein verbale Anweisungen der Lehrperson erfassen und ausführen müssen.

Für den Grammatikerwerb existieren sehr konträre Erklärungsansätze, „deren Vertreter manchmal zu dogmatisch anmutender Einseitigkeit neigen" (Dannenbauer, 1999:113). Im folgenden werden die beiden Ansätze kurz beschrieben, die - obwohl miteinander konkurrierend - als theoretischer Rahmen für die Erklärung defizitären Satzverstehens bei spezifischer Sprachentwicklungsstörung (s. 2.3.3) herangezogen werden.

Vertreter der nativistischen Position in der Tradition Chomskys (z. B. 1986) postulieren, daß das Kind von Geburt an mit einem erheblichen Teil grammatischen Wissens im Sinne einer Universalgrammatik ausgestattet ist, die als autonomes sprachspezifisches Modul gedacht wird (Hansen, 1996:27). Nach dieser Auffassung ist Sprachverstehen, genau wie Sprachproduktion, eine Seite der Performanz, die auf der Kompetenz, also dem sprachlichen Wissen, beruht. Daraus folgt, daß Sprachverstehen nicht getrennt von Sprachproduktion untersucht werden muß, da die zugrundeliegende sprachliche Kompetenz beide Prozesse gleichermaßen steuert und somit alles, was produktiv gebraucht wird, auch rezeptiv vorhanden ist. Allerdings liefert die ungleich verlaufende Entwicklung von Sprachverstehen und Sprachproduktion (s. 1.3.6) einige Evidenzen, die dieser Hypothese widersprechen.

Im Gegensatz dazu stehen performanzorientierte konnektionistische Ansätze, wozu auch das *Competition* Modell von Bates und MacWhinney zählt (1989a; MacWhinney 1991).

Das Competition Modell [...] ist ein *funktionalistisches* Modell des Spracherwerbs, in dem es darum geht, wie semantische Funktionen und deren sprachliche Form einander zugeordnet werden. (Szagun, 1996:68)

„Competition" steht für „Wettbewerb" und verdeutlicht einen zentralen Aspekt dieses Modells, nämlich daß verschiedene Hinweisreize (*cues*) aus der sprachlichen Umwelt des Kindes miteinander konkurrieren und dadurch Erwerbssequenzen grammatischer Strukturen bestimmen (Bates & MacWhinney, 1989b:59). Da der Begriff „*competition*" eine zentrale Rolle spielt, wird er in den folgenden Ausführungen in seiner englischen Form beibehalten. Bertz (1992:310) definiert „cue" als „jedes sprachliche Markierungsmittel, welches aus dem Sprachschall segmentierbar ist". Dazu gehören z. B. Kasusmorphologie, Wortstellung aber auch prosodische Merkmale wie Intonation. So verstehen Kinder eine Äußerung eher aufgrund der Intonation als Frage, während (deutsche) Erwachsene im Zweifelsfall auf den Hinweisreiz der Subjekt-Verb-Inversion achten (ebd.:311).

Je häufiger ein Hinweisreiz in der Inputsprache auftritt (*cue availability*) und je verläßlicher er zu einer Bedeutungsentschlüsselung und damit zu einem sprachlichen Verstehen führt (*cue reliability*), desto wichtiger ist ein solcher Hinweisreiz (vgl. Friederici, 1987:106; Szagun, 1996:70). Die Bedeutsamkeit und der Informationswert eines Hinweisreizes wird auch als Validität (*cue validity*) bezeichnet (Evans & MacWhinney, 1999:119). Proportional zur Validität verhält sich die Stärke des Hinweisreizes (*cue strength*). Der Hinweisreiz „Belebtheit" markiert häufig die Rolle des Aktanten (z. B. „Der Junge trifft den Ball."). Da dieser Hinweisreiz aber nicht immer vorhanden ist (z. B. „Der Schläger trifft den Ball.") und nicht immer zu einem korrekten Verstehen führt (z. B. „Der Ball trifft den Jungen.") müssen andere, stärkere Hinweisreize wie Wortstellung oder morphosyntaktische Hinweisreize für ein erfolgreiches Satzverstehen herangezogen werden (vgl. ebd.). In einem Verarbeitungssystem mit unbegrenzten Ressourcen entspräche die Validität der Stärke eines Hinweisreizes. Nach Evans und MacWhinney (ebd.) beeinflussen aber individuelle Verarbeitungsvorgänge wie Gedächtniskapazität und Verarbeitungsgeschwindigkeit die jeweilige Stärke des Hinweisreizes, dieser Faktor wird mit *cue cost* bezeichnet und in den vorliegenden Ausführungen als „Verarbeitungsaufwand" übersetzt (vgl. Bertz, 1992:317).

Cue cost and cue validity affect not only the degree to which children will believe or 'trust' certain cues, but also the developmental order with which children come to rely on different cues. For example, children will pick up cues in order of their validity with the first cues learned by the child being the most reliable ones in his or her language. However, if a given cue has high cue validity but also high processing cost, there will be a delay in the child's use of the cue. (Evans & MacWhinney, 1999:119)

Dem *Competition* Modell zufolge gibt es also keinen universellen Entwicklungsverlauf des Satzverstehens, da Kinder zunächst auf die Hinweisreize achten, die in ihrer Muttersprache die größte Bedeutsamkeit haben (Bates & MacWhinney, 1989:61).

Für das Deutsche lassen sich in der Literatur nur sehr wenige Untersuchungen zur Entwicklung des Satzverstehens finden. Friederici (1987:138) stellt fest, daß fünfjährige englischsprachige Kinder das Pronomensystem ihrer Sprache bereits vollständig erworben haben, während deutsche Kinder in diesem Alter ungefähr erst 80% aller Pronomen verstehen.

Relativsätze verstehen deutschsprachige vier- bis fünfjährige Kinder nach der Strategie, das erstgenannte Nomen im Satz als logisches Subjekt für die nachfolgenden Handlungen zu nehmen (Grimm & Wintermantel, 1975:130). Dannenbauer und Chipman nennen dies die Strategie der Rollenkonservierung (1988:107 ff.; s. 2.3.2). In der Untersuchung von Grimm und Wintermantel (1975:130) können selbst Erstklässler noch nicht alle Relativsatzstrukturen verstehen.

Mathieu (2000:4) stuft dreißig Zielsätze, die in dem Sprachverständnistest für komplexe syntaktische Strukturen (s. 3.2.2) an insgesamt 64 sechs- bis achtjährigen Kindern getestet wurden, hinsichtlich ihrer Komplexität folgendermaßen ein: Aktiv- und Singularsätze sowie Sätze mit Verneinungen und Präpositionen seien am einfachsten zu verstehen, da sie mit Hilfe der Wortreihenfolge-Strategie verstanden werden können. Bei Sätzen, die Plural, Komparative und Zeitformen enthalten, müssen neben syntaktischen auch morphologische Informationen verarbeitet werden, was vermehrt kognitive Fähigkeiten erfordere und so die Komplexität dieser Sätze erhöhe. Kausal-, Relativ-, Passiv- und Temporalsätze sowie Sätze mit Personal- und Possessivpronomen oder mit der Präposition „zwischen" verlangen die Fähigkeit des syntaktischen Dekodierens und bereiten nach Mathieu (ebd.) deshalb bis in die ersten Schuljahre Probleme. An dieser Untersuchung wird deutlich, daß auch der Erwerb einzelner syntaktischer Kategorien einem Entwicklungsprozeß unterliegt. So geht ein Verstehen der Präpositionen „in" und „auf" dem Erwerb der Präposition „zwischen" voraus. Ebenso werden die Pronomen „sie" und „er" früher verstanden, wenn sie sich auf Personen und nicht auf Gegenstände beziehen (Endres & Baur, 2000:71). Desweiteren fällt auf, daß sich in einigen Fällen, wie z. B. bei Präpositionen und Pronomen, aber auch bei anderen Funktionswörtern, die Ebenen des Wort- und Satzverstehens vermischen, da diese Wörter nur innerhalb einer längeren Aussage Bedeutung erhalten.

Wie auch aus dem *Competition* Modell hervorgeht, setzt Satzverstehen aber nicht nur das Erkennen syntaktischer Beziehungen voraus, sondern auch die Verarbeitung der Informationen, die in einem Satz enthalten sind, innerhalb kürzester Zeit (s. 1.2.2). Diese grammatikalische Analyse, die während des Hörens einer Äußerung beginnt, wird in der Fachliteratur als *parsing* bezeichnet [engl.: >grammatikalisch zerlegen<].

Sentence understanding is harder than single word interpretation not just because it involves grammatical relationships, but also because it places heavy processing demands on an interpretative system that must build sentence interpretations "on line", and which will run into trouble if the rate of new input exceeds the system's processing speed. (Bishop, 1997:11)

Inwieweit Verarbeitungsdefizite das Satzverstehen bei spezifischen Sprachentwicklungsstörungen erschweren, wird in Punkt 2.3.3 ausführlich erläutert.

1.3.4 Text- und Diskursverstehen

In der Psycholinguistik wird Text- bzw. Diskursverstehen als Teil einer kommunikativen Handlung gesehen, bei der ein Produzent eines Textes einem Rezipienten bestimmte Sachverhalte übermittelt (Rickheit & Strohner, 1993:24; Terhorst, 1995:9). Im Rahmen dieser Arbeit können die verschiedenen Auffassungen von Text und Diskurs sowie entsprechende Text- und Diskursverarbeitungsmodelle nicht diskutiert werden (für einen Überblick s. Rickheit & Strohner, 1993). Aus diesem Grunde werden die Begriffe Text und Diskurs als synonym entsprechend der oben genannten Definition verwendet. Zur Entwicklung des Textverstehens liegen nur sehr wenige gesicherte Erkenntnisse vor (Strohner, 1990:264). Zumeist wird die kindliche Fähigkeit, kürzere Erzählungen und Geschichten zu verstehen, untersucht, weshalb dieser Texttyp auch in den folgenden Ausführungen im Vordergrund steht.

Im Alter von ungefähr vier Jahren ist die grammatische Entwicklung eines Kindes so weit fortgeschritten, daß es zusammenhängenden Erzählungen und Geschichten folgen kann (Wimmer, 1982:117). Besonders wichtig ist dabei die Verwendung und das Verstehen von koreferenzherstellenden satzübergreifenden Pronomen. Terhorst (1995:191) beschreibt nach umfassenden empirischen Untersuchungen an Kindern im Vorschul- und Grundschulalter die Entwicklung der pronominalen Koreferenzherstellung als einen Prozeß, bei dem Kinder drei verschiedene Ebenen durchlaufen. Vor dem fünften Lebensjahr werden nur lexikalisch eindeutige oder satzinterne Pronomen korrekt interpretiert (ebd.:185). Fünf- bis Siebenjährige verstehen Pronomen dann, wenn diese auf Aktanten referieren, die zuerst im Text genannt werden, die wie die Pronomen in Subjektperson stehen und die Verursacher der beschriebenen Ereignisse sind; während Neunjährige auch Pronomen auflösen können, die sich auf Aktanten in voranstehender Objektstellung beziehen (ebd.:184).

Text- und Diskursverstehen geht jedoch weit über die Fähigkeit hinaus, mehrere einzelne Sätze in einer bestimmten Reihenfolge zu dekodieren. Vielmehr setzt das Verstehen eines Textes die Konstruierung einer mentalen Repräsentation der im Text enthaltenen Informationen voraus (Terhorst, 1995:9). Der Begriff der „Repräsentation" kann als „vorstellungsmäßige Evokation" (Piaget & Inhelder, 1977:70) definiert werden und bildet somit eine wichtige kognitive Voraussetzung für Text- und Diskursverstehen. Die im Text enthaltenen Informationen müssen untereinander in Beziehung gesetzt und gegebenenfalls ergänzt werden. Um zu einer kohärenten mentalen Repräsentation zu gelangen, integriert der Hörer sprachliche Hinweise im Text mit vorangegangenen Informationen und mit seinem Weltwissen. Eine solche kognitive Operation wird als Inferenz bezeichnet (Harley, 1995:218). Da nie alle Informationen, die für das Verstehen eines Textes notwendig sind, explizit genannt werden, sind Inferenzen von großer Bedeutung (Wimmer, 1982:23 ff). Das Konzept der mentalen Repräsentation wird zwar häufig kontrovers diskutiert (vgl. Bishop, 1997:176) und bedarf der Spezifizierung und Erweiterung, stellt aber meines Erachtens eine notwendige Hilfe zur Verbalisierung des Sprachverstehensprozesses dar.

Vertreter der „Geschichtenschematheorie" (*story schema theory*) nehmen an, daß die Fähigkeit zur Inferenzbildung das Wissen über den möglichen Aufbau einer Erzählung, also das Wissen über ein Geschichtenschema, voraussetzt (Stein & Glenn, 1979:53).

In comprehending an actual story, this schema is used to organize the input material [...]. Thus, the schema is general and formal, an expectation in a psychological sense: a story supplies specific content to the schema. (Poulsen, Kintsch, Kintsch & Premack, 1979:381)

Schon vierjährige Kinder besitzen die Vorstellung eines, wenn auch noch einfachen, Geschichtenschemas (Poulsen, Kintsch, Kintsch & Premack, 1979:401) und sind in der Lage, kürzere Geschichten zu verstehen (Wimmer, 1982:117).

Text- und Diskursverstehen verlangt neben sprachlichen und kognitiven auch kommunikativ-pragmatische Fähigkeiten. Das letztendliche Ziel des Sprachrezeptionsprozesses ist erreicht, wenn der Hörer die Äußerungsabsicht des Sprechers versteht. Wie in Punkt 1.2.3 gezeigt wurde, gelingt dies Kleinkindern häufig schon, bevor sie ein erstes sprachliches Verstehen zeigen.

1.3.5 Verständniskontrolle

Der Einsatz von Strategien zur Verständniskontrolle (*comprehension monitoring*) stellt einen wichtigen Aspekt der Sprachverständnisentwicklung dar, ist aber leider nur in sehr wenigen Untersuchungen Gegenstand der Betrachtung. Verständniskontrolle wird definiert als ein Prozeß, der ein Individuum befähigt, sich einer mißlungenen Kommunikation bewußt zu werden und darauf zu reagieren (Dollaghan & Kaston, 1986:264). Im engeren Sinne und im Hinblick auf die Seite des Hörers bezieht sich Verständniskontrolle auf die metalinguistische Fähigkeit, eine Aussage dahingehend zu bewerten, ob genügend Informationen für ein erfolgreiches Verstehen gegeben wurden (Skarkis-Doyle & Mullin, 1990:700).

A mature act of comprehension monitoring might involve (1) a listener's ability to know without explicit feedback that a communication is inadequate, (2) why it is inadequate , and (3) whose fault it is. (Whitehurst, 1981:61)

Die wenigen Studien zur Verständniskontrolle zeigen, daß Kinder im Vorschulalter über diese Fähigkeiten zum größten Teil noch nicht verfügen. Statt dessen machen sie den Hörer - also in vielen Fällen sich selbst - dafür verantwortlich, wenn eine Verständigung innerhalb einer Kommunikationssituation nicht stattfindet (Flavell, Speer, Green & August, 1981:1 f.). Falls Kinder ab einem Alter von ungefähr sechs Jahren unzureichende Äußerungen dennoch bemerken, setzen sie nur sehr selten Strategien wie z. B. Nachfragen zur Klärung der Situation ein (Dollaghan & Kaston, 1986:265), wobei nach Flavel et al. (1981:3 und :52) weder Schüchternheit noch Gedächtnisprobleme in kausalem Zusammenhang mit dieser Problematik stehen. Vielmehr vermuten die Autoren, daß die Multidimensionalität des kindlichen Sprachverstehens (s. 1.1) für eine fehlende Verständniskontrolle verantwortlich ist, da Kinder mehr auf die kommunikative Funktion der Äußerung achten als auf den genauen Wortlaut.

In our task, for example, they (die Kinder, Anm. der Verfasserin) know they have a job to do, namely to make a building just like the instructor's, and they proceed to do their best to reach this goal. The exact wording of the instructions may be a less clearly differentiated, less salient, less heavily weighted component of this task situation than it would be for older children and adults. (Flavel et al., 1981:52)

Dollaghan und Kaston (1986:265) dagegen vermuten, daß Vorschulkinder weniger klärende Fragen benutzen, weil ihnen entsprechende Beispiele im sprachlichen Input fehlen, das heißt Erwachsene stellen im Umgang mit Kindern wenige klärende Fragen, sondern versuchen vielmehr die Intention, die einer uneindeutigen kindlichen Äußerung zugrunde liegt, zu erraten.

1.3.6 Koordination von Sprachverstehen und Sprachproduktion

Für die Diagnostik von Sprachstörungen (s. Kap. 3 und 4) ist es von großer Wichtigkeit, sowohl expressive als auch rezeptive Fähigkeiten zu überprüfen, zumal rezeptive und produktive Prozesse in der Sprachverarbeitung durchaus interagieren (s. 1.1). Aus diesem Grund folgt ein Punkt zur Koordination des Sprachverstehens und der Sprachproduktion in der kindlichen Entwicklung.

Die vorangegangenen Ausführungen weisen auf ein erstes Sprachverstehen vor dem Beginn der Sprachproduktion hin. Aus eigener Erfahrung wird jeder bestätigen können, daß Kinder viel mehr zu verstehen scheinen als sie tatsächlich formulieren. Für die lexikalische Ebene scheint dies auch tatsächlich zuzutreffen. Die Anzahl der Wörter im passiven Wortschatz stellt eine obere Grenze dar für die Anzahl der Wörter, die ein Kind expressiv gebraucht (Bates et al., 1992:90). Auf der syntaktischen Ebene ist dieses Verhältnis auf den ersten Blick nicht so eindeutig. Chapman und Miller (1975:355) berichten von einer Untersuchung, in der englischsprachige Kinder zwischen ein- und zweieinhalb Jahren in der Produktion sprachlicher Äußerungen häufiger eine korrekte Wortstellung beachten als daraus für die Interpretation eines Ereignisses Informationen zu gewinnen. Die Autoren schlußfolgern, daß in diesem Falle syntaktisches Verstehen der Produktion vorausgeht. Bei genauer Betrachtung stellt sich allerdings folgendes heraus:

> What they actually seem to be arguing for is production without full comprehension. [...] Closer examination reveals that many of these utterances are unanalyzed, well-practiced routines picked up as single chunks from adults. (Clark & Hecht, 1983:332 f.)

Die Unterscheidung zwischen aktiver selbständiger Produktion und spontaner Imitation ist also von großer Bedeutung.

Die Dissoziationen von Sprachverstehen und Sprachproduktion sind nicht nur quantitativer sondern auch qualitativer Natur. Einen ersten Hinweis darauf geben ein- bis zweijährige Kinder, die auf die Aufforderung „Zeig mir den Hund!" adäquat reagieren, bei einer Benennungsaufgabe aber lediglich „Wauwau" äußern (Clark & Hecht, 1983:329).

Kompliziert werden die Zusammenhänge auch durch die Tatsache, daß sich die Entwicklungsprozesse sprachlicher Regeln [...] vom völligen Fehlen über partielle erste Ansätze, kindliche Vor- und Zwischenstadien (z. B. Teil- und Übergeneralisierungen) bis hin zu erwachsenartiger Beherrschung vollziehen. (Dannenbauer, 1992:9)

Die Beobachtung von Sprachverstehen und Sprachproduktion in der kindlichen Entwicklung läßt den Schluß zu, daß es sich um wechselseitig zusammenhängende, aber von einander unterscheidbare, in gewissem Ausmaß selbständige Modalitäten handelt, durch deren Koordination dynamische Erwerbsprozesse und letztendlich ein gefestigtes sprachliches Wissen resultieren (Clark & Hecht, 1983:342).

1.4 Zusammenfassung

Im vorliegenden Kapitel wurde der Versuch unternommen, verschiedene Theorien und Untersuchungsergebnisse zur Entwicklung des Sprachverstehens auf unterschiedlichen Ebenen zu beschreiben. Eine allumfassende Theorie der Entwicklung des Sprachverstehens existiert beim heutigen Stand der Forschung noch nicht.

Das *Coalition-of-cues* - Modell (s. Abb. 2) von Hirsh-Pasek und Golinkoff (1996) stellt einen ersten Ansatz dar, nicht den ausgereiften Sprachverstehensprozeß (s. Abb. 1) sondern die Entwicklung des Sprachverstehens als einen multidimensionalen Prozeß zu beschreiben. Dabei verdeutlicht die Bezeichnung „*coaliton of cues*" (engl.: >Verbindung von Hinweisreizen<) das Zusammenwirken unterschiedlicher kommunikativer und sprachlicher Hinweisreize in der Entwicklung des Sprachverstehens. In jeder Entwicklungsphase wird ein spezifisch sprachlicher Aspekt besonders hervorgehoben. In der ersten Phase (im ersten Lebensjahr) erschließen sich dem Säugling erste Sprachstrukturen mittels prosodischer Merkmale (s. 1.2.1), in Phase zwei (im zweiten Lebensjahr) entwickelt sich lexikalisches Verstehen (s. 1.3.1) und in Phase drei (im dritten Lebensjahre) kann der syntaktischen Struktur Bedeutung entnommen werden (s. 1.3.2, 1.3.3 und 1.3.4). Interessanterweise decken sich die Merkmale, für welche die Kinder in einer bestimmten Phase nach Hirsh-Pasek und Golinkoff (ebd.:185 ff.) sensibel sind, mit den Funktionen, die Grimm (1998b:767 ff.) für die mütterlichen Sprechstile in den gleichen Phasen des Spracherwerbs postuliert (s. 1.2.3). Es muß kritisch angemerkt werden, daß das *Coalition-of-cues* - Modell kognitive Aspekte nicht berücksichtigt.

Die Entwicklung des Sprachverstehens

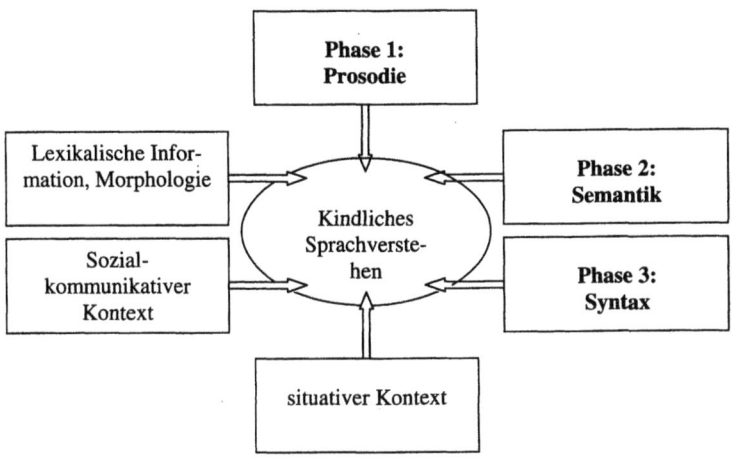

Abb. 2: Das *Coalition-of-cues* - Modell des Sprachverstehens (nach: Hirsh-Pasek & Golinkoff, 1996:186). Die in der jeweiligen Phase wichtigen sprachlichen Merkmale (*cues*) sind hervorgehoben.

Die Entwicklung des Sprachverstehens ist ein Prozeß, der bei jedem Kind - genau wie die Entwicklung der Sprachproduktion - individuellen Ausprägungen unterliegt (Bridges, Sinha & Walkerdine, 1981:155). Unterschiedliche Spracherwerbsstile beeinflussen Sprachproduktion und Sprachverstehen gleichermaßen (Szagun, 1996:235 ff.). Kinder, deren Spracherwerb hauptsächlich auf analysierenden informationsverarbeitenden Prozessen beruht, scheinen in der Regel im zweiten Lebensjahr ein sehr viel besseres Sprachverständnis zu besitzen und dieses auch schneller auszubauen als solche Kinder, die hauptsächlich holistische Sprachverarbeitungsstrategien benutzen (Bates et al., 1992:91). Zusammenhänge zwischen Sprachverstehen, Sprachverarbeitung und spezifischen Sprachentwicklungsstörungen werden im folgenden Kapitel ausführlich diskutiert.

> Although it cannot be concluded that de-
> velop-mental language disorders are uni-
> tary rather than multiple, we can say that
> disorders of understanding are the rule rat-
> her than the exception in such children.
>
> (Bishop, 1979:235)

2 Sprachverstehen bei spezifischer Sprachentwicklungsstörung

2.1 Terminologiekontroversen und Definitionsproblematik

Der Begriff „spezifische Sprachentwicklungsstörung" mit der Abkürzung „SSES" wird im deutschsprachigen Raum erst seit einigen Jahren verwendet (z. B. Dannenbauer & Chipmann, 1988; Dannenbauer, 1993; Grimm, 1998a; Schöler, Fromm & Kany, 1998a). Die Arbeitsgruppe um Schöler verwendete in ihren früheren Arbeiten die Bezeichnung „(kindlicher) Dysgrammatismus" (Schöler, Dalbert & Schäle, 1991), und Dannenbauer (1983:158) bevorzugte den Begriff „(Entwicklungs-)dysgrammatismus" im Sinne eines Teilsymptoms der Entwicklungsdysphasie. Grimm (1999:103) präferiert nach wie vor die ihrer Meinung nach synonym zu gebrauchende Bezeichnung „Entwicklungsdysphasie". Auch im anglo-amerikanischen Sprachraum bietet sich kein einheitliches Bild. So finden sich in der Literatur neben der heute gebräuchlichsten Terminologie „*specific language impairment*" mit der Abkürzung „*SLI*" (Bishop, 1992a, b; Leonard, 1998) auch „*developmental language disorder*" mit der Abkürzung „*DLD*" (Rapin, Allen & Dunn, 1988; Locke, 1994) und „*developmental dysphasia*" (Wyke, 1978).

In der vorliegenden Arbeit wird der Begriff der „spezifischen Sprachentwicklungsstörung" dem der „Entwicklungsdysphasie" vorgezogen, da sich „spezifische Sprachentwicklungsstörung" bzw. das englische Äquivalent „*specific language impairment*" in der neueren Literatur durchzusetzen scheint. Diese Bezeichnung gilt jedoch keinesfalls als unumstritten, da aufgrund zahlreicher Befunde zu defizitären nicht-sprachlichen Leistungen (s. 2.2) die Frage nach der sprachlichen Spezifität dieser Entwicklungsstörung noch nicht präzisiert werden konnte (Dannenbauer, 1989:165; Schöler, Fromm & Kany, 1998b:275 ff.). Der auch heute in der Praxis und in der deutschsprachigen Literatur noch weit verbreitete Begriff „Dysgrammatismus" deutet auf eine Störung hin, die ausschließlich die Grammatik betrifft. Laut Dannenbauer (1999:118) ist bis dato aber noch kein Fall dokumentiert, bei dem das Erscheinungsbild dieser kindlichen Sprachstörung neben grammatischen Schwierigkeiten nicht auch durch andere sprachliche Probleme wie Wortschatzdefizite oder phonologische Störungen gekennzeichnet war. Dementsprechend wird die spezifische Sprachentwicklungsstörung in dieser Arbeit als ein Syndrom gesehen, das insbesondere durch morphologische und syntaktische Schwierigkeiten gekennzeichnet ist, die in Zusammenhang mit anderen sprachlichen und nicht-sprachlichen Auffälligkeiten im Entwicklungsverlauf gesehen werden müssen.

Bis heute gibt es keine positive Definition der spezifischen Sprachentwicklungsstörung. Ausgeschlossen werden Sprachstörungen, die auf sogenannte Primärstörungen wie geistige Behinderung, kindliche Aphasien, Schwerhörigkeit, Blindheit, Mutismus oder Autismus zurückzuführen sind (z. B. Leonard, 1998:3; Fromm, Schöler & Scherer, 1998:22; Grimm 1999:101). Mit anderen Worten werden kindliche Sprachauffälligkeiten nur dann als spezifische Sprachentwicklungsstörung bezeichnet, wenn die nonverbale Testintelligenz innerhalb des Altersdurchschnitts liegt, keine schwerwiegende neurologische Schädigung diagnostiziert wird, das Hörvermögen intakt ist und die emotionale Entwicklung sowie die nicht-sprachlichen Interaktionen unauffällig verlaufen.

Aber selbst diese Ausschlußkriterien scheinen nicht haltbar zu sein. Insbesondere das Kriterium der durchschnittlichen nonverbalen Testintelligenz wird kontrovers diskutiert, da kognitive Einschränkungen zu nicht-sprachlichen Symptomen der spezifischen Sprachentwicklungsstörung zählen (s. 2.2.2). Johnston (1991:36) argumentiert, daß die kognitiven Fähigkeiten spezifisch sprachentwicklungsgestörter Kinder oft überschätzt werden. Dies manifestiere sich auch in Schwierigkeiten, die diese Kinder z. B. mit dem Lösen verbaler Probleme haben, selbst wenn sie alle sprachlichen Elemente der Aufgabenstellung beherrschen (Johnston, 1993:582). Aus diesem Grunde ist der Forderung nach einer kritischen Reflexion des Definitionskriteriums „durchschnittliche Intelligenz" zuzustimmen (Schöler & Spohn, 1998:203; s. 2.2.2).

Außerdem werden vermehrt Studien vorgestellt, die eine genetische Prädisposition der spezifischen Sprachentwicklungsstörungen vermuten lassen (Bishop, 1992a). Locke (1994; 1997) nimmt in seiner entwicklungsbiologisch orientierten Theorie an, daß bestimmte Hirnreifungsprozesse verzögert ablaufen und so kritische Phasen, in denen erfahrungsabhängige sprachliche Mechanismen aktiviert werden könnten, nicht optimal genutzt werden.

Weiterhin muß das Hörvermögen bei spezifischer Sprachentwicklungsstörung per definitionem intakt sein. Viele als „dysgrammatisch sprechend" charakterisierte Kinder erkrankten in ihren ersten Lebensjahren an Mittelohrentzündung, die oft mit einer zeitweiligen Schalleitungsschwerhörigkeit einhergeht. Obwohl ebenso viele Kinder erkranken, die sich später sprachlich normal entwickeln, schließen einige Studien zur spezifischen Sprachentwicklungsstörung solche

Kinder aus, die in den dem Untersuchungszeitpunkt vorausgehenden zwölf Monaten an Mittelohrentzündung litten (Leonard, 1998:18). Die Frage, inwieweit eine frühkindliche zeitweilige Schalleitungsschwerhörigkeit ein generelles Ausschlußkriterium für spezifische Sprachentwicklungsstörungen darstellt, bleibt dabei unbeantwortet.

Untersuchungen zur emotionalen Entwicklung bei spezifisch sprachgestörten Kindern belegen, daß diese Kinder wesentlich mehr Verhaltensprobleme aufweisen als unauffällige Kinder (Grimm, 1999:151). Aggressivität, Rückzugsverhalten, fluktuierende Aufmerksamkeit und Hyperaktivität gehören zu den beobachtbaren Auffälligkeiten (Prizant, Audet, Burke, Hummel, Maher & Theodore, 1990:179). Auch wenn Verhaltensauffälligkeiten nach der Ausschlußdefinition keine Primärstörung darstellen, sollten solche Probleme im Umgang mit spezifisch sprachgestörten Kindern nicht grundsätzlich ausgeschlossen werden.

Nach vorsichtigen Schätzungen lassen sich bei etwa 3-5% aller Vorschulkinder spezifische Sprachentwicklungsstörungen diagnostizieren (American Psychiatric Association, 1998:93 ff.; Fromm et al., 1998:28). Hauptmerkmale sind ein verzögerter und abweichender Spracherwerb. Die Frage, ob es sich um einen verzögerten oder aber einen abweichenden Spracherwerb handelt, wurde lange Zeit kontrovers diskutiert (z. B. Grimm & Weinert, 1990). Diese Dichotomie zwischen Verzögerung und Abweichung gilt heute als überholt. Es besteht weitgehend Übereinstimmung in der Annahme, daß der Spracherwerb verspätet beginnt und weiterhin verlangsamt abläuft (Grimm, 1999:108 ff.). Die Abweichung resultiert aus einem inkonsistenten und desynchronisiertem Spracherwerbsverlauf. In einigen Bereichen schreitet der Erwerb sprachlicher Fähigkeiten voran, während er in anderen Bereichen stagniert (Clahsen, 1988:237; Fromm et al., 1998:22; Leonard, 1998:31 ff.). Es handelt sich also nicht um eine qualitative Abweichung mit unsystematischen Strukturen, sondern um einen inhomogenen Verlauf des Spracherwerbs.

Die Internationale Klassifikation psychischer Störungen (ICD-10) (Weltgesundheitsorganisation, 1993:266 ff.) und das Diagnostische und Statistische Manual psychischer Störungen (DSM-IV) (American Psychiatric Association, 1998:91 ff.) unterscheiden zwischen einer expressiven und einer rezeptiven Sprachentwicklungsstörung. Da die rezeptive Sprachentwicklungsstörung in den meisten Fällen mit einer expressiven Störung einhergeht, wird sie manchmal auch als rezeptiv-expressive Sprachentwicklungsstörung bezeichnet.

Expressive Sprachstörung: Eine umschriebene Entwicklungsstörung, bei der die Fähigkeit des Kindes, die expressiv gesprochene (nicht geschriebene) Sprache zu verwenden, deutlich unterhalb des seinem Intelligenzalter angemessenen Niveaus liegt, bei dem jedoch das Sprachverständnis im Normbereich liegt. (Weltgesundheitsorganisation, 1993:266)

Rezeptive Sprachstörung: Bei dieser umschriebenen Entwicklungsstörung liegt das Sprachverständnis unterhalb des seinem Intelligenzalter angemessenen Niveaus. In fast allen Fällen ist auch die expressive Sprache deutlich gestört. (Weltgesundheitsorganisation, 1993:267)

Als typische Merkmale der expressiven Sprachentwicklungsstörung gelten falsch oder nicht flektierte Formen, Auslassungen obligatorischer Elemente und Wortstellungsfehler, wobei die Auftretenshäufigkeit in einzelnen Fällen starken Variationen unterliegt (Fromm et al., 1998:28). Detaillierte Beschreibungen der sprachproduktiven Symptomatik aus Sicht der Linguistik geben Clahsen (1988) und Hansen (1996) sowie aus Sicht der Sprachentwicklungspsychologie Schöler et al. (1998a) und Grimm (1999). Ein umfassender Überblick für den englischen Sprachraum findet sich in Leonard (1998). Typische Merkmale einer rezeptiven Sprachentwicklungsstörung sind nach der ICD-10 und dem DSM-IV neben expressiven Sprachstörungen Schwierigkeiten im Wort- und Satzverstehen. Die Feststellung, das Wort- und Satzverstehen sei defizitär, ist jedoch zu global, um daraus diagnostische Untersuchungen und therapeutische Ziele abzuleiten. Aus diesem Grund besteht das Ziel des vorliegenden Kapitels darin, empirische Studien unter der Fragestellung auszuwerten, wie und auf welchen Ebenen des Sprachrezeptionsprozesses (s. Abb. 1) sich Sprachverständnisschwierigkeiten bei spezifischer Sprachentwicklungsstörung manifestieren. Zudem sollen Hypothesen zu Bedingungsgefügen von gestörtem Sprachverstehen und spezifischer Sprachentwicklungsstörung diskutiert werden.

Es sei an dieser Stelle bereits darauf hingewiesen, daß die Unterteilung in eine expressive und eine rezeptive Sprachentwicklungsstörung als umstritten gilt. In den folgenden Ausführungen wird dieses Klassifikationsschema - sofern es in der jeweiligen Studie verwendet wird - für die Beschreibung der empirischen Untersuchungen zunächst jedoch übernommen und dann in Punkt 2.3.6 kritisch hinterfragt.

Parallel zu Kapitel 1 behandelt Punkt 2.3 gestörtes inhaltliches Verstehen, während in Punkt 2.2 diskutiert wird, inwieweit grundlegende perzeptive, kognitive und kommunikative Prozesse beeinträchtigtes Sprachverstehen beeinflussen. In Punkt 2.4 sollen die aufgezeigten Hypothesen und Ergebnisse in Bezug auf Theoriebildung und Handlungskonsequenzen interpretiert werden.

2.2 Studien zu Perzeption, Kognition und Kommunikation

Wie in Kapitel 1 gezeigt wurde, ist erfolgreiches Sprachverstehen abhängig von der jeweiligen Kommunikationssituation sowie perzeptiven und kognitiven Fähigkeiten. Es stellt sich die Frage, ob defizitäres Sprachverstehen bei spezifischer Sprachentwicklungsstörung auf ein zugrundeliegendes Defizit der Perzeption, des Weltwissens, der informations- und sprachverarbeitenden Prozesse, der Gedächtnisleistungen, der kommunikativen Fähigkeiten oder auf nur unzureichende Kommunikationserfahrungen zurückgeführt werden kann. Aus Gründen der Übersichtlichkeit und Vergleichbarkeit mit den Ausführungen über nicht gestörte Sprachverständnisentwicklung (s. 1.2) werden sprachperzeptive (s. 2.2.1), kognitive (s. 2.2.2) und kommunikative Aspekte (s. 2.2.3) des Sprachverstehens bei spezifischer Sprachentwicklungsstörung getrennt voneinander behandelt.

2.2.1 Sprachperzeption

Perzeptive Fähigkeiten spezifisch sprachentwicklungsgestörter Kinder wurden in den siebziger Jahren insbesondere durch die sogenannten *repetition tests* der Forschungsgruppe um Tallal (Tallal & Piercy, 1973a, b, 1974) untersucht. Die Aufgabe in diesen Testverfahren besteht darin, eine oder auch mehrere Sequenzen von Stimuluspaaren durch Tastendrücken zu wiederholen. In einer Modifizierung des Untersuchungsdesigns müssen einzelne Stimuluspaare nach den Kriterien gleich oder ungleich bewertet werden. In einer Versuchsreihe werden nur zwei unterschiedliche Stimuli verwendet, und zwar entweder synthetisch generierte Laute in zwei unterschiedlichen Frequenzen oder visuelle Stimuli in Form von Lichtblitzen unterschiedlicher Schattierungen oder Formen. Die Untersuchungen von Tallal und Piercy (ebd.) und zahlreiche Nachfolgeuntersuchungen bestätigen, daß Kinder mit spezifischer Sprachentwicklungsstörung signifikant schlechtere Leistungen als alterskorrelierte Kinder bei der Diskrimination und zeitlichen Sequenzierung auditiver Stimuli erzielen, wenn die auditiven Stimuli mit kurzem Abstand und/oder mit nur kurzer Dauer dargeboten werden (für einen Überblick s. Kamhi, 1993). Eine verlängerte Ordnungsschwelle bzw. eine Diskriminierungsschwäche wurde sowohl für synthetisch generierte Laute, die Ähnlichkeiten mit Sprachlauten besitzen (Tallal & Piercy, 1973a:468), als auch für synthetisch generierte Sprachlaute (Tallal & Piercy, 1974:83) nachgewiesen, hierbei insbesondere für Plosive - die sich lediglich durch kurze Formanttransitionen unterscheiden (vgl. die Fähigkeit zur kategorialen Wahrnehmung unter 2.2.1) - und für kurze Vokale, denen ein anderer Stimulus in kurzem Abstand folgt (vgl. Leonard, McGregor & Allen, 1992:1081).

Nach Tallal, Stark, Kallmann und Mellits (1981:351) zeigen jüngere sprachentwicklungsgestörte Kinder im Alter zwischen fünf und sechs Jahren auch Defizite bei der zeitlichen Verarbeitung und Sequenzierung von visuellen Reizen, selbst wenn die visuelle Verarbeitungsstörung im Schulalter nicht mehr diagnostizierbar ist (Tallal & Piercy, 1973b:389; Schöler & Spohn, 1998:180 ff.) In einer der wenigen Langzeitstudien zur gestörten Sprachperzeption finden Bernstein und Stark (1985:21) einen ähnlichen Alterseffekt für die auditive und phonetische Wahrnehmung. Sowohl normal entwickelte als auch sprachentwicklungsgestörte Kinder, die zu Beginn der Untersuchung noch starke Defizite aufweisen, verbessern sich in ihren Diskriminations- und Sequenzierungsfähigkeiten in einem solchen Maße, daß nach vier Jahren beide Gruppen den Deckeneffekt des schon von Tallal und Piercy benutzten Verfahrens (1973a,b,1974) erreichen.

Zusammenfassend zeigen diese Studien Defizite spezifisch sprachgestörter Kinder bei der Diskriminierung und zeitlichen Sequenzierung von kurzen oder schnell aufeinander folgenden Lauten und Sprachlauten auf (vgl. Kegel, 1991:232; Kamhi, 1993:627). Obwohl sich die auditiv-phonetischen Wahrnehmungsfähigkeiten mit zunehmendem Alter verbessern, kann eine unzureichende Sprachperzeption in der frühen Kindheit als Ursache der spezifischen Sprachentwicklungsstörung nicht ausgeschlossen werden (Bernstein & Stark, 1985:28), da der Spracherwerb unter anderem von der Fähigkeit abhängt, schnell wechselnde akustische Signale zu erkennen (Bishop, 1997:79).

Eine Hinterfragung dieser Ergebnisse ist jedoch notwendig, da in einer Reihe von Untersuchungen kein signifikanter Unterschied in der Zeitverarbeitung zwischen spezifisch sprachgestörten und sprachunauffälligen Kindern festzustellen war (z. B. Pompino-Marschall, 1982, 1983; Riegel & Studdert-Kennedy, 1985; zitiert nach Kegel, 1991:229). Zudem impliziert die Annahme eines basalen Perzeptionsdefizites die Fokussierung auf serial ablaufende *bottom-up*-Prozesse, die nicht mit einer interaktiven und multidimensionalen Sichtweise des Sprachrezeptionsprozesses zu vereinbaren sind (s. 1.1). Die Ergebnisse der beschriebenen Studien lassen ebenso die Schlußfolgerung zu, daß das Sprachdefizit der Kinder mit spezifischer Sprachentwicklungsstörung die Perzeption beeinträchtigt (Bernstein & Stark, 1985:29).

Die Tatsache, daß normal entwickelte Kinder unter viereinhalb Jahren die Teste zur auditiven und phonetischen Diskrimination und Sequenzierung trotz ihrer in diesem Alter schon gut ausgeprägten Sprachfähigkeiten nicht ausführen können, wirft zudem die Frage auf, welche Fähigkeiten der Sprach- und Zeitverarbeitung in den Untersuchungen zur Ordnungsschwelle und Sequenzierung überhaupt gemessen werden (Kamhi, 1993:630). Veit (1994:125) resümiert:

Die Ordnungsschwelle ist bei der Mehrzahl der sprachauffälligen Kinder erhöht; diese Ergebnisse sind jedoch nicht so eindeutig, daß ein unilateraler und eindeutiger Zusammenhang zwischen Ordnungsschwelle, Zeitverarbeitung und Sprachstörung eingerichtet werden könnte.

In den meisten Studien zur Verursachung spezifischer Sprachprobleme durch auditive und phonetische Verarbeitungsstörungen wird versucht, eine Verbindung zu den expressiven Sprachproblemen betroffener Kinder aufzustellen (vgl. Leonard, 1998:144). In zwei neueren Interventionsstudien löst ein perzeptives Training mittels synthetisch veränderter Sprache einen signifikanten Anstieg der Sprachverständnisleistung bei Kindern mit spezifischer Sprachentwicklungsstörung aus (Merzenich, Jenkins, Johnston, Schreiner, Miller & Tallal, 1996:77; Tallal et al., 1996:81). Bestätigen sich diese Ergebnisse in weiteren Forschungen, so wäre dies nicht nur die bestmögliche Evidenz für die Hypothese eines zugrundeliegenden Perzeptionsdefizits, sondern auch eine vielversprechende Methode für zukünftige Interventionen (ebd.:83).

Perzeptionsdefizite spezifisch sprachgestörter Kinder betreffen nicht nur segmentale sondern auch suprasegmentale Merkmale des Sprachschalls. Nach Penner und Weissenborn (2000:28 f.) lassen sich bei spezifisch sprachentwicklungsgestörten Kindern schon ab dem zehnten Lebensmonat Defizite in der Nutzung prosodischer Merkmale feststellen. Zimmer (1999:64) geht nach einer umfassenden Analyse empirischer Studien davon aus, daß „Diskriminations- und Reproduktionsschwierigkeiten im rhythmischen und prosodischen Bereich auf eine Gruppe dysgrammatischer Kinder und bei dieser wiederum in unterschiedlichem Ausmaß zutreffen". Die Hinweisfunktion der Prosodie auf syntaktische Einheiten im Prozeß des Sprachverstehens wurde in Punkt 1.2.1 bereits erwähnt.

Hier ist allerdings zu beachten, daß nur begrenzt Aussagen über Kausalitäten möglich sind: Ebenso wie Nutzungsdefizite von Prosodie das Erfassen und Erlernen sprachlicher Strukturen erschweren können, können sprachstrukturelle Defizite das Erkennen von prosodischen Hinweisen behindern. (Zimmer, 1999:114)

Zusammenfassend bleibt festzuhalten, daß spezifische Sprachentwicklungsstörungen stark mit perzeptiven Defiziten in Form von Diskriminations- und Sequenzierungsschwierigkeiten auditiver bzw. phonetischer und prosodischer Reize korrelieren. Die Korrelation von Perzeptionsstörungen und spezifischen Sprachentwicklungsstörungen gilt als empirisch gut belegt (Kamhi, 1993:629), Kausalitätsbedingungen können den beschriebenen Ergebnissen aber nur entnommen werden, wenn die perzeptiven Defizite konkret auf einzelne Bereiche des gestörten Sprachverstehens bezogen werden.

In order to draw causal connections between perceptual deficiencies and language impairment, there needs to be some theorizing about how particular developments in auditory skills impact on the acquisition of specific linguistic forms and structures. Such theorizing would make specific predictions, for example, about what kinds of perceptual developments precede the acquisition of first words, word combinations, [...], complex sentences, and so forth. (Kamhi, 1993:630)

Diese Zusammenhänge zwischen Wahrnehmungsschwierigkeiten und Problemen auf bestimmten linguistischen Ebenen des Sprachverstehens werden in Punkt 2.3 weiter erörtert.

2.2.2 Kognition und Sprachverstehen

Die Verflechtungen von Kognition und Sprachverstehen in der normalen Entwicklung führen nach der abgeschwächten Kognitionshypothese bzw. dem Modell der punktuellen Homologien (s. 1.2.2) zu der Annahme, daß gestörte Sprachentwicklung mit einer abweichenden kognitiven Entwicklung einhergeht oder zumindest in einigen Bereichen durch diese verursacht wird. Weitreichende Beeinträchtigungen im kognitiven Bereich gehören nach der Ausschlußdefinition nicht zum Störungsbild der spezifischen Sprachentwicklungsstörung (s. 2.1).

Beziehungen zwischen kognitiven Leistungen und Sprachverstehen finden in nur wenigen Studien Beachtung. Eine Untersuchung von Eisenwort, Willinger, Schattauer und Willnauer (2000:20 f.) an 35 deutschsprachigen spezifisch sprachgestörten Kindern läßt eine enge Beziehung sprachrezeptiver Parameter und kognitiver Parameter vermuten, dabei ist insbesondere die Vorhersagbarkeit der nonverbalen Intelligenz durch das Verstehen grammatischer Strukturformen auffallend. Andererseits zeigt sich bei Kindern mit normaler Sprachentwicklung eine relative Unabhängigkeit des Sprachverstehens von kognitiven Parametern (ebd.).

Chipman und Dannenbauer (1989:188) stellen in Übereinstimmung mit zahlreichen anderen Autoren (vgl. Veit, 1992:51) fest, daß viele Kinder mit spezifischer Sprachentwicklungsstörung Beeinträchtigungen insbesondere im Aufbau mentaler Vorstellungen und Konzepte aufweisen. Die spezielle Bedeutung von Inferenzbildungen und mentalen Repräsentationen in Zusammenhang mit Text- und Diskursverstehen wird in Punkt 2.3.4 näher betrachtet. Vorläufig läßt sich festhalten, daß sich trotz der bestehenden Defizite bei sprachauffälligen Kindern keine kausale Beziehung zwischen kognitiven Fähigkeiten und spezifischer Sprachentwicklungsstörung ergibt (Dannenbauer & Chipman, 1988:75; Grimm, 1988:63, 1999:133; Bishop, 1992b:42). Mit anderen Worten erklären unzureichende kognitive Fähigkeiten spezifische Sprachentwicklungsstörungen nicht, sollten aber trotzdem in Diagnostik und Therapie von gestörtem Sprachverstehen Berücksichtigung finden und zu weiteren theoriegeleiteten Untersuchungen auffordern (vgl. Grimm, 1988:63; Chipman & Dannenbauer, 1989:192).

Informations- und sprachverarbeitende Mechanismen und die zur Verfügung stehende Speicherkapazität stellen besonders wichtige Faktoren im Sprachverstehensprozeß dar. In der schon erwähnten Studie zur zeitlichen Verarbeitung rasch aufeinanderfolgender Stimuli von Tallal und Piercy (1973b:396) reproduzieren spezifisch sprachentwicklungsgestörte Kinder bis zu fünf aufeinanderfolgende Items signifikant schlechter als die Kontrollgruppe, selbst wenn die Items mit einem langem Interstimulusintervall dargeboten werden. Gathercole und Baddeley (1990a:338) spezifizieren die defizitären Leistungen des Kurzzeitgedächtnisses, indem sie - ausgehend von Baddeleys Modell des Arbeitsgedächtnisses (s. 1.2.2) - bei spezifisch sprachent-wicklungsgestörten Kindern Einschränkungen im phonologischen Arbeitsspeicher vermuten.

Our proposal is that phonological storage skills play an important role in the development of a range of complex higher level linguistic abilities such as reading, vocabulary, and comprehension all at which language-disordered children are typically very poor. (Gathercole & Baddeley, 1990a:357)

Selbst im Vergleich zu sprachparallelisierten jüngeren Kindern zeigen sprachentwicklungsgestörte Kinder nach Gathercole und Baddeley (1990a:355) „dramatische" Einschränkungen im phonologischen Arbeitsspeicher.

Whereas the vocabulary and reading skills of the language-disordered children were delayed by about 20 months, their repetition skills were by our estimates delayed by about four years. (Gathercole & Baddeley, 1990a:355)

Folgende Prozesse könnten nach Gathercole und Baddeley (1990a:357) die Probleme der spezifisch sprachgestörten Kinder beim Wiederholen von Nichtwörtern und Wortlisten erklären: Zum einen besteht die Möglichkeit einer unscharfen akustischen Analyse aufgrund perzeptiver Defizite (s. 2.2.1), woraus sich ungenaue phonologische Repräsentationen ergäben (s. 2.3.1); zum anderen könnte aufgrund einer verminderten Gedächtniskapazität nur eine vergleichsweise geringe Anzahl von Items gespeichert werden; und zum dritten wäre eine schnelleres Vergessen der phonologischen Ketten denkbar, wobei der Einfluß eines weniger effektiven artikulatorischen Kontrollprozesses ausgeschlossen wird.

Gegen die Annahme eines primären Gedächtnisdefizits sprechen die Befunde zu *top-down*-Einflüssen des Lexikons auf das Wiederholen von Nichtwortlisten; je stärker ein Nichtwort einem der Versuchsperson schon bekannten Wort ähnelt, desto leichter läßt es sich im Gedächtnis speichern (Gathercole, 1995:83). Demzufolge erleichtert ein großer Wortschatz diese Aufgabe, insbesondere bei langen Nichtwörtern, da hier zusätzlich bekannte Betonungsmuster die Speicherung unterstützen (Snowling, Chiat & Hulme, 1991, zitiert nach Bishop, 1997:103). Diese Hypothese finden van der Lely und Howard (1993:1204) bestätigt, da spezifisch sprachgestörte Kinder bei der Wiederholung von Listen mit ausschließlich einsilbigen Nichtwörtern die gleichen Leistungen erbringen wie jüngere Kinder mit einem ähnlichen Wortschatzumfang.

Top-down-Effekte bei der Reproduktion von Nichtwörtern sind - ab einer bestimmten Wortschatzgröße - also nicht auszuschließen. Für sehr junge Kinder gilt aber, daß anhand der phonologischen Kurzzeitgedächtnisspanne der Wortschatzzuwachs für das folgende Jahr vorhergesagt werden kann (Grimm, 1999:142). Schulkinder mit spezifischer Sprachentwicklungsstörung zeigen auch dann noch Leistungsminderungen in der Reproduktion von Nichtwörtern, wenn sie ihre Sprachstörung eigentlich schon überwunden haben und der Wortschatz altersgemäß ist (vgl. Bishop, 1997:104). Aus diesen Gründen hat die Hypothese eines Gedächtnisdefizites, das erschwertem Wortlernen und Worterwerb zugrunde liegt, selbst unter der Berücksichtigung von *top-down*-Effekten Berechtigung. In welcher Weise sich ein Kurzzeitgedächtnisdefizit auf Satz-, Text- und Diskursverarbeitung (s. 2.3.3 und 2.3.4) auswirkt, muß allerdings noch spezifiziert werden.

2.2.3 Sprachverstehen im kommunikativen Kontext

Die Bedeutsamkeit des kommunikativen Kontextes für die Entwicklung des Sprachverstehens (s. 1.2.3) legt die Vermutung nahe, daß Situationsverständnis und Interaktionsverhalten eine ähnlich wichtige Rolle bei nicht altersentsprechend entwickeltem Sprachverstehen einnehmen. Wie bereits angedeutet, sind besonders ältere Kinder in der Lage, die Intention einer Äußerung mit Hilfe eines gut entwickelten Situationsverständnisses zu erraten.

Wahrscheinlich werden die rezeptiven Fähigkeiten dysgrammatisch sprechender Kinder zumeist überschätzt, vor allem wenn sie - je älter, intelligenter und responsiver sie sind - eine mangelhafte Dekodierung von Äußerungsformen durch geschicktes Schlußfolgern kompensieren können. (Dannenbauer, 1992:12)

Wenn Eltern ihr Kind z. B. auffordern, einen Gegenstand auf den Tisch zu legen, es diesen aber auf den danebenstehenden Stuhl legt, so akzeptieren sie diese Reaktion, weil das Hauptziel, den Gegenstand gebracht zu bekommen, erreicht ist. Da Störungen des Sprachverstehens in Alltagssituationen also häufig übersehen werden, sind dekontextualisierte Situationen in empirischen Studien (s. 2.3) oder diagnostischen Untersuchungen (s. Kap. 3) nötig. Nicht erkannte Störungen des Sprachverstehens haben z. B. zur Folge, daß die falsche oder fehlende Ausführung einer Aufforderung als mangelnde Kooperationsbereitschaft oder Verhaltensstörung interpretiert wird (Gebhard, Dames & Baur, 1994:60).

Weiterhin eröffnet eine kommunikativ-interaktive Betrachtungsweise z. B. für die Perzeptions- und Sprachdefizite sprachentwicklungsgestörter Kinder die alternative Interpretationsmöglichkeit, daß die Umweltsprache diese Beeinträchtigungen beeinflussen könnte. Zahlreichen Untersuchungen der letzten drei Jahrzehnte zufolge verwenden Mütter spezifisch sprachgestörter Kinder die gleiche entwicklungsfördernde modellierende Sprachlehrstrategie (*motherese*, s. 1.2.3) wie Mütter jüngerer Kinder mit vergleichbaren sprachlichen Fähigkeiten, dies wird im allgemeinen als eine Anpassungsleistung seitens der Mütter und nicht als eine mögliche Ursache der Sprachdefizite gesehen (Grimm & Weinert, 1989:15; Grimm, 1999:122 ff.). Allerdings reagieren spezifisch sprachentwicklungsgestörte Kinder anders auf ihre Umgebungssprache als sprachlich normal entwickelte Kinder.

Die normalen Kinder reagierten nicht nur sehr viel häufiger auf das mütterliche Sprachangebot, sondern sie machten auch einen anderen Gebrauch davon, indem sie dieses vorwiegend ganzheitlich verarbeiteten. Demgegenüber begnügten sich die dysphasischen Kinder in den meisten Fällen damit, einzelne Wörter oder Phrasen zu wiederholen. (Grimm, 1999:138)

Längsschnittstudien, die die frühen maternalen Interaktionsstile der Ammensprache und der stützenden Sprache und darauf folgende kindliche Reaktionen in Bezug auf spätere spezifische Sprachentwicklungsstörungen untersuchen, lassen sich in der Literatur nicht finden. Obwohl solche Studien sicherlich mit einem großen Aufwand verbunden wären, erscheint dieser meines Erachtens gerechtfertigt im Hinblick auf die Frage, ob die frühen prosodischen Schwierigkeiten betroffener Kinder (s. 2.2.1) mit oder ohne Parallelen zu unterschiedlichen mütterlichen Sprechstilen auftreten.

Interessanterweise dokumentiert Grimm (1994:27) in einer neueren Untersuchung eine reduzierte dialogische und kognitive Qualität der lehrenden Sprache von Müttern mit spezifisch sprachentwicklungsgestörten Kindern, die sich in typischen Benennungsroutinen und hoch reduzierten Abfragemustern äußert.

Hieraus läßt sich die Vermutung ableiten, daß sich die S-Mütter (die Mütter von spezifisch sprachentwicklungsgestörten Kindern, Anm. d. Verfasserin) an die reduzierte Sprachproduktionsfähigkeit ihrer Kinder, nicht aber an deren weiter fortgeschrittenen Verstehensfähigkeit und kognitiven Fähigkeit anpassen. Sie lassen unberücksichtigt, daß ihre älteren Kinder mehr Interaktionserfahrungen und ein größeres Weltwissen haben als die sehr viel jüngeren Kinder, mit denen sie ihre (reduzierte) Sprachproduktionsfähigkeit teilen. Damit, so läßt sich weiter folgern, werden die sprachentwicklungsgestörten Kinder in ihrer sozial-interaktiven und kognitiven Entwicklung nicht entwicklungsangemessen gefördert. Und dies wiederum kann mit dazu beitragen, daß die Kinder mit zunehmenden Alter ein kumulatives Fähigkeitsdefizit ausbilden. (Grimm, 1999:125)

Festzuhalten bleibt, daß die Umweltsprache zwar keine Ursache für spezifische Sprachentwicklungsstörungen darstellt, eine Anpassung des Inputs an die Produktionsdefizite der Kinder aber als wenig förderlich für eine Ausdifferenzierung des Sprachverstehens, der kognitiven Fähigkeiten und damit der gesamten sprachlichen und nicht-sprachlichen Entwicklung anzusehen ist. Die Behauptung Grimms (1999:111 und :125), die Verstehensfähigkeit spezifisch sprachentwicklungsgestörter Kinder sei zwar beeinträchtigt aber trotzdem weiter fortgeschritten als die Produktionsfähigkeit, kann unter Bezugnahme auf Punkt 2.1 in dieser Allgemeingültigkeit allerdings nicht unterstützt werden und widerspricht den Ergebnissen der empirischen Studien, die in den Punkten 2.2 und 2.3 vorgestellt werden.

In einer natürlichen Kommunikationssituation reicht es nicht aus, die Bedeutung einer Äußerung zu entschlüsseln, vielmehr muß der Hörer auch die Intention des Sprechers verstehen. Spezifisch sprachentwicklungsgestörte Kinder interpretieren die emotionale Komponente verbaler Äußerungen seltener korrekt als normal entwickelte Kinder (Trauner, Ballantyne, Chase & Tallal, 1993:445). Dies läßt sich wiederum auf eine beeinträchtigte Perzeption der stimmlichen Modulationen zurückführen (Lubert, 1981:3; Courtright & Courtright, 1983:416 f.). Eine Unreife im Verständnis für Emotionalität und Sprecherabsichten kann aber ebenso auf die fehlende Möglichkeit spezifisch sprachentwicklungsgestörter Kinder zur Interaktion mit Gleichaltrigen zurückzuführen sein. Eine kleine Gruppe sprachentwicklungsgestörter Kinder scheint noch fundamentalere Schwierigkeiten im Verstehen sozialer Aspekte von Sprache aufzuweisen. Diese Gruppe wird als semantisch-pragmatisch gestört diagnostiziert und zeigt leicht autistische Symptome, weshalb sie nur unter Vorbehalt als eine Untergruppe der spezifisch sprachentwicklungsgestörten Kinder gesehen werden sollte (Bishop, 1989:107; Sharp, 1999:1 ff.).

2.3 Studien zum Sprachverstehen

Spezifisch sprachentwicklungsgestörte Kinder erbringen in vielen Bereichen, die als Voraussetzung für Prozesse des Sprachverstehens zu sehen sind, defizitäre Leistungen (s. 2.2). Es soll nun spezifiziert werden, ob und wenn ja wie sich diese Defizite auf ein gestörtes Sprachverstehen auswirken. In Anlehnung an Punkt 1.3 werden Ergebnisse zum Wortverstehen (s. 2.3.1), zu Verständnisstrategien (s. 2.3.2), Satz-, Text- und Diskursverstehen (s. 2.3.3 und 2.3.4) sowie zur Verständniskontrolle (s. 2.3.5) bei spezifischer Sprachentwicklungsstörung zunächst beschrieben und dann im Hinblick auf mögliche Bedingungsgefüge analysiert. Auf das Verhältnis von Sprachverstehen und Sprachproduktion bzw. rezeptiver und expressiver Sprachentwicklungsstörung wird in Punkt 2.3.6 näher eingegangen.

2.3.1 Wortverstehen

Schon im Alter von zwei Jahren besitzen spezifisch sprachentwicklungsgestörte Kinder nicht nur einen geringeren aktiven sondern auch einen kleineren passiven Wortschatz als sprachunauffällige Kinder. In den Studien von Bishop (1979:228) sowie Rizzo und Stephens (1981:156) liegen die Resultate eines rezeptiven Wortschatztests (Peabody Picture Vocabulary Test, s. 3.2.2) für alle expressiv und rezeptiv sprachgestörten Kinder unter der Altersnorm. Clarke und Leonard (1996:95) können ein lexikalisches Verständnisdefizit nur für jüngere sprachentwicklungsgestörte Kinder im Alter von drei Jahren nachweisen, nicht aber für Vierjährige. Da die Gruppe der Vierjährigen in dieser Untersuchung jedoch lediglich aus acht Kindern bestand, ist mit Rothweiler (1999:269) anzunehmen, daß sich zumindest bei einem Teil der Kinder mit spezifischer Sprachentwicklungsstörung lexikalische Probleme manifestieren.

Ein geringer rezeptiver Wortschatz steht in Zusammenhang mit einem weniger effizientem Wortlernen (Bishop, 1997:83). Wortlernen und *fast-mapping*-Fähigkeiten (s. 1.3.1) lassen sich anhand von Video-Experimenten untersuchen. Es wird eine Geschichte präsentiert, die neu zu lernende Wörter in einer bestimmten Anzahl, aber ohne besondere Betonung in Zusammenhang mit einer entsprechenden Situation nennt. Mehrere Studien haben übereinstimmend ergeben, daß spezifisch sprachentwicklungsgestörte Kinder schlechtere *fast-mapping*-Fähigkeiten besitzen als sprachunauffällige Kinder (Rice, Oetting, Marquis, Bode & Pae, 1994:106; Oetting, Rice & Swank, 1995:434). Dies trifft allerdings nur auf einen limitierten sprachlichen Input zu. In der Studie von Rice et al. (1994:111 f.) sehen die Kinder ein Video, in dem die Zielwörter entweder dreimal oder zehnmal dargeboten werden. Bei der dreimaligen Zielwortpräsentation zeigen expressiv und rezeptiv sprachgestörte Kinder sehr geringe *fast-mapping*-Leistungen, wohingegen die Gruppe sprachgestörter Kinder, die das Video mit der hochfrequenten Zielwortpräsentation angesehen hatte, in einem anschließend durchgeführten Verständnistest, der die neu zu lernenden Wörter überprüft, die gleichen Leistungen wie die Kontrollgruppe sprachunauffälliger Kinder erbringt (ebd.:119). Dies entspricht Studien, in denen eine hochfrequente Vorgabe des Zielitems Wortlernen und Wortverstehen in therapeutischen Situationen erfolgreich unterstützt (Kiernan & Gray, 1998:167). Allerdings scheint der Wortlerneffekt bei spezifisch sprachentwicklungsgestörten Kindern instabil zu sein, da sie die neu zu lernenden Wörter nach einem mehrtägigen Abstand weniger gut verstehen als unmittelbar nach dem Anschauen des Videos (Rice et al., 1994:119).

There is evidence of a robust representational mapping ability for SLI, which is at the same time modulated by a minimum input constraint and apparent problems with storage into long-term memory. (Rice et al., 1994:106)

In einer deutschen Vergleichsstudie ergeben sich keine Unterschiede in den *fast-mapping*-Leistungen sprachgestörter und sprachnormaler Kinder (Rothweiler, 1999:252). Rothweiler (ebd.:270) vermutet den Grund für diese Diskrepanz in dem unterschiedlichen Untersuchungsdesign, da - im Gegensatz zu den vorher beschriebenen Studien - keine ungewöhnlichen Wörter (z. B. „*artisan*" für „*carpenter*") sondern Nichtwörter (z. B. „Maxiton" für ein altmodisches Telefon, „tespern" für vor Schreck zusammenzucken, „kard" für die grau-olive Farbe eines Teppichs) verwendet wurden.

Ich nehme an, daß sprachgestörte Kinder viel größere Probleme als sprachnormale Kinder haben, einen zweiten Namen für ein Objekt bzw. für eine Einheit zu akzeptieren. Das würde heißen, daß sich sprachgestörte Kinder im *fast-mapping*-Prozeß zu sehr auf Erwerbsstrategien wie *die mutual exclusivity assumption* (Markmann 1994) verlassen, derzufolge sich die Referenz zweier Wörter ausschließt, so daß Kinder zu der Annahme kommen, daß ein Objekt (bzw. eine Einheit) nur einen Namen tragen kann. (Rothweiler, 1999:270; s. 1.3.1)

Dieser Hypothese ist entgegenzusetzen, daß auch die Nichtwörter auf einen Referenten verweisen, für die das Kind schon eine Bezeichnung haben könnte, z. B. kann die Farbe grau-oliv, die im Experiment als „kard" bezeichnet wird, für das Kind eine Abstufung der Farbe grau sein, die immer noch in die Kategorie „grau" fällt. Weitere Studien zu *fast-mapping*-Fähigkeiten bei spezifischer Sprachentwicklungsstörung sind für eine Bewertung der bisher widersprüchlichen Ergebnisse erforderlich.

Perzeptive Defizite und Einschränkungen im phonologischen Arbeitsgedächtnis (s. 2.2.1 und 2.2.2) legen die Vermutung nahe, daß spezifisch sprachentwicklungsgestörte Kinder aufgrund einer unzureichenden akustisch-phonetischen Analyse unterspezifizierte phonologische Repräsentationen aufbauen und aus diesem Grund nicht in der Lage sind, Wortbedeutungen und zugehörige Lautsequenzen in ihr mentales Lexikon zu integrieren (Edwards & Lahey, 1996:1271; Bishop, 1997:91). Montgomery (1999:735) findet diese Hypothese nicht bestätigt. Spezifisch sprachentwicklungsgestörte Kinder zeigen die gleichen Leistungen bei der Aufgabe, Wörter anhand sukzessiv präsentierter und sich in der Länge steigernder Wortfragmente zu erkennen, wie normal entwickelte Kinder. Dieser in der englischsprachigen Fachliteratur als *gating* bezeichnete Versuchsaufbau ermöglicht - ausgehend vom revidierten Kohortenmodell der Worterkennung - eine Analyse der akustisch-phonetischen Verarbeitung und der lexikalischen Zuordnung ohne Beeinflussung höherer linguistischer Ebenen (ebd.:737). Im Gegensatz dazu findet Dollaghan (1998:193) eine reduzierte Worterkennungsleistung für sprachgestörte Kinder bei ungewöhnlichen Wörtern und schließt daraus sowohl auf zugrundeliegende Kapazitätseinschränkungen als auch auf perzeptive Verarbeitungsdefizite. Störungen in der akustisch-phonetischen Analyse, die zu ungenauen phonologischen Repräsentationen führen, lassen sich als Ursache für einen gestörten Worterwerb also nicht ausschließen.

Vertreter der sogenannten Oberflächenhypothese (*surface account*) behaupten, der Zusammenhang zwischen Perzeption, Wortverstehen und Wortproduktion sprachgestörter Kinder bestehe in einem Wahrnehmungsdefizit von Sprachlauten mit geringer phonetischer Substanz und einer daraus resultierenden Verarbeitungsschwäche von Morphemen mit diesem Merkmal, wie es z. B. auf viele Flexive und Funktionswörter zutrifft (Dannenbauer, 1999:131). Das Merkmal der geringen phonetischen Substanz ähnelt nach Leonard (1989:186) den Stimuli, die spezifisch sprachgestörten Kindern Schwierigkeiten bereiten.

That is, they are nonsyllabic consonant segments and unstressed syllables characterized by shorter duration than adjacent morphemes, and, often lower fundamental frequency and amplitude. (Leonard et al., 1992:1077).

Veit und Castell (1992:18 ff.; vgl. Veit, 1992:170 ff.) sehen in der Oberflächenhypothese eine mögliche Erklärung für die in einer Untersuchung mit deutschen Kindern aufgetretenen Defizite beim Verstehen von Wortformen. Ein kritisch zu bewertender Aspekt der Oberflächenhypothese ist jedoch in der fehlenden akustischen Entsprechung der geringen phonetischen Substanz zu sehen, da sich die binäre Unterscheidung von Morphemen mit geringer bzw. hoher phonetischer Substanz im akustischen Signal eher als ein Kontinuum darstellt (Leonard et al., 1992:1082).

Da die Relation von phonologischer Analyse des Sprachinputs und Wortverstehen nach wie vor viele ungeklärte Fragen aufwirft, stoßen die Fähigkeiten spezifisch sprachentwicklungsgestörter Kinder, Wortbedeutungen anhand grammatischer und semantischer Hinweise zu erfassen, auf zunehmendes Interesse. Van der Lely (1993:255; vgl. van der Lely, 1994) untersucht *bootstrapping*-Fähigkeiten (s. 1.3.1) folgendermaßen: Für die semantische *bootstrapping*-Aufgabe sehen Kinder mit spezifischer Sprachentwicklungsstörung und sprachparallelisierte Kontrollkinder eine Szene, in denen Nichtwörter die Handlungen der Spielfiguren oder Spielzeuge begleiten (z. B. „This is voozing."). Die Kinder müssen die Handlung beschreiben und im Anschluß daran einen Satz, der das neu eingeführte Wort enthält, ausagieren (z. B. „*The horse voozes the lion.*" oder „*The lion voozes the horse.*" bzw. „*The horse is voozed by the lion.*" oder „*The lion is voozed by the horse.*"). Im Gegensatz dazu werden in der syntaktischen *bootstrapping*-Aufgabe keine kontextuellen Hinweise integriert, die Kinder hören einen Satz mit einem Nichtwort (z. B. „*The car rits the lorry.*"), müssen auf der Basis des syntaktischen Rahmens (also z. B. aktiv und transitiv, passiv und transitiv etc.) die thematischen Rollen des Verbs herausfiltern und die Bedeutung ausagieren. Unterschiede zwischen den sprachauffälligen und den sprachunauffälligen Kindern zeigen sich nur in der Aufgabe zum syntaktischen *bootstrapping*. So wird z. B. der Satz „*The car rits the lorry.*" von vielen sprachauffälligen Kindern nicht mit dem Auto sondern mit dem Lastwagen als Agens der Handlung ausgeführt (van der Lely, 1993:255).

It is hypothesised that the SLI children have a deficit in syntactic representations and are unable to specify the structural relationships between constituents in syntax. (van der Lely, 1993:247)

O'Hara und Johnston (1997:189) können die Ergebnisse von van der Lely (1993; 1994) replizieren, sehen die Ursache für ein weniger effizientes syntaktisches *bootstrapping* bei spezifisch sprachentwicklungsgestörten Kindern aber nicht in einer mangelnden syntaktischen Repräsentation, also einer unzureichenden grammatischen Kompetenz, sondern vielmehr in Aufmerksamkeits- und Gedächtnisproblemen (s. 2.2.2). Die Autorinnen begründen dies mit der Beobachtung, daß Kinder mit spezifischer Sprachentwicklungsstörung zwar Schwierigkeiten beim Verstehen von Sätzen mit Nichtwörtern haben, aber trotzdem wichtige Bestandteile der Verbbedeutung erkennen (O'Hara & Johnston, 1997:200 f.). Zudem seien Verben mit drei Argumenten schwieriger als solche mit nur zwei Argumenten (ebd.).

Children with SLI are poor at inferring verb meaning from the syntactic frame in which the verb occurs, but whether this reflects some specifically syntactic and semantic domains, or a more general limitation in dealing with large amounts of sequential information remains unclear at his point. (Bishop, 1997:108)

Zusammenfassend läßt sich sagen, daß die Gruppe spezifisch sprachentwicklungsgestörter Kinder mit einem reduzierten rezeptiven Wortschatz und weniger effizientem Wortlernen sowohl Probleme beim lexikalischen Wortverstehen als auch beim Verstehen morphologischer Markierungen aufweist. Zwei mögliche Ursachen werden zur Zeit kontrovers diskutiert. Zum einen könnten unterspezifizierte phonologische Repräsentationen die Aufnahme und Integration neu zu erlernender Wörter in das mentale Lexikon erschweren. Zum anderen wäre ebenso eine *top-down*-Beeinflussung des Wortlernens denkbar, die dazu führt, daß spezifisch sprachentwicklungsgestörte Kinder syntaktische Informationen aufgrund fehlender Gedächtniskapazität oder mangelnden linguistischen Wissens nicht in gleichem Maße für das Verstehen von Wortbedeutungen nutzen können.

2.3.2 Verständnisstrategien

Verständnisstrategien bei spezifischer Sprachentwicklungsstörung wurden zuerst von van der Lely und Dewart (1986) an elf rezeptiv-expressiv gestörten Kindern zwischen vier und sechs Jahren und einer alters- und sprachparallelisierten Kontrollgruppe untersucht. Die Kinder haben die Aufgabe, jeweils zwölf Aktiv- und Passivsätze auszuagieren, wobei ein Drittel der Sätze ein wahrscheinliches Ereignis, ein Drittel ein neutrales Ereignis und ein Drittel ein unmögliches Ereignis beschreibt. Wahrscheinliche Sätze sind z. B. *„The dog wears the hat."* und *„The hat is worn by the dog."*. Unmögliche Sätze beschreiben eine Umkehrung der Ereignisse in den wahrscheinlichen Sätzen, also z. B. *„The hat wears the dog."* und *„The dog is worn by the hat."*. Neutrale Sätze enthalten zwei belebte oder sich bewegende Elemente als Agens und Patiens, also z. B. *„The car hits the lorry."* und *„The boy is pushed by the girl."*. Während die sprachnormalen Vier- bis Sechsjährigen selbst die unmöglichen Sätze ihrer Bedeutung nach ausagieren, verstehen Kinder mit spezifischer Sprachentwicklungsstörung signifikant weniger Sätze als die sprachparallelisierte Kontrollgruppe (ebd.:297). Eine Analyse der Verständnisstrategien gibt Aufschluß darüber, daß alle sprachentwicklungsgestörten Kinder, aber nur die Hälfte der sprachparallelisierten Kinder konsistent eine „Mögliche-Ereignis"-Strategie (s. 1.3.2) anwenden (ebd.:303). Die beiden Gruppen unterscheiden sich auch in der Anwendung der Wortreihenfolge-Strategie. Während die Kontrollgruppe diese Strategie hauptsächlich für die Interpretation von Aktivsätzen heranzieht, was zu korrekten Antworten führt, verwenden sprachgestörte Kinder diese Strategie sowohl für Aktiv- als auch für Passivsätze (ebd.:302).

The results suggest that the SLI children primarily based their interpretation on semantic expectations or the sequence of content words and relied little on syntactic information. (van der Lely & Dewart, 1986:291)

Diese Ergebnisse können in einer nachfolgenden Studie mit identischer Untersuchungsmethode nicht repliziert werden (Paul, Fischer & Cohen, 1988:677), da sich die Kinder mit spezifischer Sprachentwicklungsstörung in ihrem Satzverstehen weder von einer autistischen noch von einer sprachparallelisierten Gruppe signifikant unterscheiden. Auch in Bezug auf die „Mögliche-Ereignis"- und Wortreihenfolge-Strategie ergeben sich keine signifikanten Unterschiede (ebd.:676). Allerdings wird die Auswertung im Vergleich zur vorangehenden Studie nicht nach den Variablen Aktivsatz oder Passivsatz und wahrscheinlich, neutral oder unmöglich aufgeschlüsselt, sondern nur nach der Prozentzahl der Kinder, die eine entsprechende Strategie benutzen. Zusammen mit der geringen Anzahl an Versuchspersonen (sieben pro Gruppe) könnte dies zu einer irreführenden und statistisch nicht relevanten Interpretation der Ergebnisse geführt haben. Zudem setzt sich die Gruppe der spezifisch sprachentwicklungsgestörten

Kinder in der Studie von van der Lely und Dewart (1986:294) aus Kindern mit starken Sprachverständnisstörungen zusammen, während in der Studie von Paul et al. (1988:671) das Kriterium der expressiven Sprachstörung ausschlaggebend ist.

Die Annahme, daß Kinder mit unterschiedlich stark ausgeprägter rezeptiver Sprachentwicklungsstörung auch unterschiedliche Verständnisstrategien anwenden, wird durch die Studie von Evans und MacWhinney bestätigt (1999:117). Expressiv und rezeptiv-expressiv sprachgestörte Kinder im Alter von sechs oder sieben Jahren erhalten die Aufgabe, Sätze mit der Wortordnung Substantiv-Verb-Substantiv, Substantiv-Substantiv-Verb oder Verb-Substantiv-Substantiv auszuagieren, wobei das substantivische Merkmal der Belebtheit systematisch variiert wird (ebd.:121). Die Ergebnisse zeigen, daß Kinder mit rezeptiv-expressiver Sprachentwicklungsstörung das Merkmal der Belebtheit vorzugsweise als Hinweis auf den Agens der Handlung deuten, während Kinder mit weniger starken rezeptiven Beeinträchtigungen eine Wortreihenfolge-Strategie präferieren (ebd.:117). Diese Ergebnisse stimmen mit denen von van der Lely und Dewart (1986:291) darin überein, daß sich rezeptiv-expressiv sprachgestörte Kinder verstärkt auf ihr Weltwissen für die Interpretation von Sätzen verlassen. Ebenso läßt sich auch eine Übereinstimmung mit den Ergebnissen von Paul et al. (1988:669) finden. Kinder mit einer weniger starken Sprachverständnisstörung unterscheiden sich lediglich im Verstehen der ungrammatischen Verb-Verb-Subjekt-Sätze von der Kontrollgruppe. Es wäre denkbar, daß Paul et al. (ebd.) keine differierenden Verstehensleistungen bei sprachauffälligen und sprachunauffälligen Kindern fanden, weil sie die ungrammatische Konstellation Verb-Verb-Subjekt nicht überprüften.

Insbesondere Kinder mit starker rezeptiver Sprachentwicklungsstörung scheinen also frühkindliche Verständnisstrategien zu benutzen, die auf einem Verstehen mit Hilfe von semantischen Hinweisreizen und Weltwissen basieren. Untersuchungen der Verständnisstrategien bei spezifischer Sprachentwicklungsstörung sind unerläßlich, nicht nur, um diese ersten Ergebnisse zu unterstützen, sondern auch um Einsicht in die kompensatorischen Sprachverarbeitungsprozesse zu erlangen, die spezifisch sprachentwicklungsgestörten Kindern Sprachverstehen ermöglichen. Untersuchungen zum Wort-, Satz-, Text- und Diskursverstehen lenken die Aufmerksamkeit eher auf die Defizite im Verarbeitungsprozeß. Das Erfassen individueller Sprachverständnisstrategien stellt eine qualitative Analyse des kindlichen Sprachverstehens dar und ist somit ein sehr wichtiger diagnostischer Hinweis (s. Kap. 3).

2.3.3 Satzverstehen

Morphosyntaktische Defizite sind das Leitsymptom der spezifischen Sprachentwicklungsstörung (s. 2.1) und dementsprechend häufig Gegenstand empirischer Studien. Die Mehrzahl der Studien beschränkt sich auf die Untersuchung der Satzproduktion, obwohl sich in Studien zu Verständnisstrategien vermehrt Hinweise darauf finden, daß bei spezifischer Sprachentwicklungsstörung auch das Satzverstehen beeinträchtigt ist bzw. frühe Verständnisstrategien persistieren (s. 2.3.2). In der einzigen deutschen Studie zum Satzverstehen bei spezifischer Sprachentwicklungsstörung (Veit & Castell, 1992:12) ergeben sich - im Gegensatz zum reinen Wortformverstehen (s. 2.3.1) - keine signifikanten Unterschiede zur Kontrollgruppe, was nach Veit (1992:116) die Bedeutsamkeit der redundanten kontextuellen und linguistischen Zusatzinformationen (z. B. wird der Plural auch durch das Verb ausgedrückt) unterstreicht. Allerdings zeigen vier rezeptiv besonders stark beeinträchtigte Kinder mit schwachen Leistungen im Wortformverstehen auch Defizite im Satzverstehen (ebd.:109). Sie können ihre Sprachverständnisstörung also nicht durch Nutzen redundanter Informationen kompensieren. Dagegen korrelieren gute Leistungen im Wortformverstehen mit gutem Satzverstehen (ebd.).

Diese Ergebnisse lassen annehmen, daß durch gute Leistungen beim Dekodieren von isoliert angebotenen Strukturformen ein stabiles Sprachverständnis dokumentiert wird, welches durch die Länge der Sätze oder deren Struktur (Pluralformen, Präpositionen) nicht unmittelbar störbar ist. (Veit & Castell, 1992:20)

In der schon erwähnten Studie von Bishop (1979:226) wird das Verstehen von Verbflexion und Wortstellung mittels Bildauswahlverfahren untersucht (*Test for Reception of Grammar*, s. 3.2.2). Sowohl rezeptiv-expressiv als auch expressiv sprachgestörte Kinder finden signifikant weniger korrekte Bilder als sprachnormale Kinder mit vergleichbarem rezeptivem Wortschatz (ebd.:230). Dieses Ergebnis bestätigt sich in einer Folgestudie (Bishop, 1982:1), in der Kinder mit rezeptiver Sprachentwicklungsstörung Passivsätze oft als Aktivsätze interpretieren, selbst wenn diese Sätze bei älteren Kindern in schriftlicher Form dargeboten werden. Neben Passivkonstruktionen zeigen sich bei spezifischer Sprachentwicklungsstörung aber auch Probleme beim Verstehen von reversiblen Aktivsätzen sowie Dativobjekten und Ortsbestimmungen (van der Lely & Harris, 1990:109 ff.). Bishop (1997:115) resümiert:

The few studies that have been done specifically to look at comprehension of grammatical contrasts show that many children with SLI have unusual difficulty in understanding meaning distinctions that are signalled by syntactic relationships or grammatical inflections.

Van der Lely & Harris (1990:109 ff.) schließen aus den genannten Beobachtungen, daß Kinder mit spezifischer Sprachentwicklungsstörung Schwierigkeiten haben, eine syntaktische Analyse durchzuführen und diese auf die entsprechenden thematischen Rollen wie z. B. Agens und Patiens zu beziehen. Diese Interpretation stützt sich auf eine modulare Grammatiktheorie in der Tradition der Universalgrammatik (s. 1.3.3), wonach Defizite im Satzverstehen genau wie Produktionsdefizite auf eine angeborene Schwäche der Sprachkompetenz zurückzuführen sind. Dies widerspricht der Auffassung von der Multidimensionalität des Sprachverstehens (s. Kap. 1), da die empirisch gut belegten perzeptiven und kognitiven Defizite spezifisch sprachentwicklungsgestörter Kinder (s. 2.2.1 und 2.2.2) nicht berücksichtigt werden. Verständnisaufgaben, die die Verarbeitung von vielen Informationen verlangen, bereiten spezifisch sprachgestörten Kindern Probleme, selbst wenn die syntaktische Struktur eher einfach ist (Bishop, 1997:155). Aus diesem Grund favorisiert Bishop (ebd.) eine performanzorientierte Erklärung der Satzverständnisstörungen im Sinne einer reduzierten Verarbeitungskapazität.

"Processing capacity limitations" are [...] a notoriously vague concept. What it tries to capture is the idea that real-life on-line language processing requires that several different types of computation need to be carried out at the same time; when material to be processed is complex, or when there is time pressure, processing may break down. (Bishop, 1997:168)

Leonard (1998:250 ff.) spezifiziert die Oberflächenhypothese, nach der Störungen des Sprachverstehens und der Sprachproduktion auf ein Perzeptionsdefizit zurückzuführen sind (s. 2.2.1), dahingehend, daß bei spezifischer Sprachentwicklungsstörung die Verarbeitung schnell aufeinander folgender Informationen verlangsamt abläuft und dadurch insbesondere auditive Reize mit geringer phonetischer Substanz nicht vollständig oder überhaupt nicht verarbeitet werden. Die neue Form der Oberflächenhypothese verbindet also Perzeptionsdefizite mit einer geringen Verarbeitungskapazität.

Montgomery (1995:195) sieht einen Zusammenhang zwischen Satzverstehen und phonologischem Arbeitsgedächtnis, da Satzverstehen immer auch eine temporäre Speicherung vorangegangener Informationen gleichzeitig zur Verarbeitung neuer Informationen verlangt. In seiner Studie verstehen sprachentwicklungsgestörte Kinder redundante Sätze, in denen eine größere Anzahl an Wörtern bzw. Informationen verarbeitet werden muß, weniger gut als nicht redundante Sätze. Zudem korreliert das beeinträchtigte Satzverstehen mit schlechten Leistungen in Aufgaben zur Messung der Kurzzeitgedächtnisspanne. Montgomery (ebd.) schlußfolgert, daß ein beeinträchtigtes phonologische Arbeitsgedächtnis nicht nur Wortverstehen- und lernen sondern auch das Satzverstehen negativ beeinflußt.

These findings suggest the interpretation that the poor comprehension of the redundant sentences by the children with SLI was not attributable to a lack of sentence-level syntactic-semantic knowledge, but instead to difficulty managing the increased demands on phonological working memory. As sentence length increased, so did the demands for concurrently storing longer sequences of words while processing new input. (Montgomery, 1995:194)

Fromm & Schöler (1997:10; vgl. Schöler & Spohn, 1998:194) vermuten einen ähnlichen Zusammenhang von Spracherwerbsproblemen und Beeinträchtigungen des Arbeits-gedächtnisses.

Da den spezifisch sprachentwicklungsgestörten Kindern die einzelnen Sätze, sobald sie ihre Merkspanne übersteigen, nur noch rudimentär und nicht in ihrer jeweiligen Gesamtheit für die Verarbeitung zur Verfügung stehen, können sie komplexere Regeln zum Verständnis eines Satzes besonders im semantisch eher unbestimmten morphosyntaktischen Bereich der Subjekt-Verb-Kongruenz und des Flexionsparadigmas für Artikel und Nominalphrasen nicht ausbilden bzw. müssen diese auf umständlichem Weg im Verlauf ihrer Entwicklung nachholen. (Fromm & Schöler, 1997:10)

Evans und MacWhinney (1999:117) präzisieren die Annahme einer reduzierten Verarbeitungskapazität, indem sie gestörtes Satzverstehen bei spezifischer Sprachentwicklungsstörung auf das *Competition* Modell beziehen (s. 1.3.3).

The competition model predicts that, if processing costs exceed available resources, children with SLI may rely instead on comprehension strategies (e.g. whole world semantic knowledge) which have high cue validity but lower cue costs. (Evans & MacWhinney, 1999:120)

Mit anderen Worten wird ein Verarbeitungsaufwand, der die Verarbeitungskapazitäten übersteigt, dadurch verringert, daß andere Verständnisstrategien, die weniger Verarbeitungsaufwand erfordern, eingesetzt werden. Diese Hypothese bestätigt sich in der schon erwähnten Studie von Evans und MacWhinney (1999:129), in der Kinder mit expressiver Sprachentwicklungsstörung überwiegend eine Wortreihenfolge-Strategie benutzen, während Kinder mit rezeptiv-expressiver Sprachentwicklungsstörung in den meisten Sätzen das Merkmal der Belebtheit als Hinweis für den Agenten der Handlung interpretieren (s. 2.3.2). Die Verständnisstrategie der Kinder mit starker rezeptiver Beeinträchtigung stützt sich auf Erfahrung und Weltwissen und erfordert so weniger Verarbeitungsaufwand, wohingegen bei Verwendung einer Wortreihenfolge-Strategie die Abfolge der einzelnen im Satz enthaltenen Komponenten gespeichert werden muß (ebd.:131). Eine Analyse der Einzelleistungen zeigt, daß die beiden Kinder der Gruppe mit rezeptiv-expressiver Sprachentwicklungsstörung, die in den Vortesten die geringste rezeptive Störung aufweisen, bei einigen Sätzen dazu in der Lage sind, eine Wortreihenfolge-Strategie anzuwenden.

This suggests, that for at least some children with SLI, when processing demands do not exceed their available resources they may be able to use grammatical information such as word order to interpret sentences correctly, but when processing demands exceed resources in high cue conflict conditions, the may switch and rely on earlier developmental strategies (e.g. whole world knowledge) instead. (Evans & MacWhinney, 1999:131)

Insgesamt gesehen sollten die unterschiedlichen Erklärungshypothesen jedoch nicht darüber hinwegtäuschen, daß bei einem großen Teil der Kinder mit spezifischer Sprachentwicklungsstörung deutliche Defizite im syntaktischen Dekodieren bestehen.

2.3.4 Text- und Diskursverstehen

Obwohl bereits Vierjährige die Fähigkeit besitzen, kurze kohärente Texte bzw. einfach strukturierte Geschichten zu verstehen und zu reproduzieren (s. 1.3.4), existieren bisher keine Studien zum Textverstehen bei spezifisch sprachgestörten Kindern, die jünger sind als sechs Jahre. Die wenigen Studien zum Textverstehen bei spezifisch sprachgestörten Schulkindern fallen nicht in den Altersbereich, der in der vorliegenden Arbeit behandelt wird. Sie sollen trotzdem hier berücksichtigt werden, da sie wertvolle Hinweise für zukünftige empirische Untersuchungen bei jüngeren Kindern liefern.

Die unter Punkt 2.3.1 und 2.3.3 vorgestellten Studien legen die Vermutung nahe, daß sich defizitäre Wort- und Satzverstehensprozesse auch auf das Verstehen von zusammenhängendem Diskurs auswirken. Einige Studien deuten jedoch darauf hin, daß spezifisch sprachgestörte Kinder auch satzübergreifende Verständnisprobleme aufweisen. In einer Untersuchung mit englischsprachigen Kindern im Alter zwischen sieben und zehn Jahren sind sprachgestörte Kinder weniger gut in der Lage, inhaltliche Fragen zu einem Videofilm zu beantworten als Kinder der altersparallelisierten Kontrollgruppe (Liles, 1985a:128). Dies gilt allerdings nur, wenn es sich um Zusammenhangsfragen handelt, faktische Informationsfragen beantwortet die Hälfte der sprachgestörten Kinder zu 65% korrekt (Liles, 1985b: 411 f.). Die andere Hälfte der spezifisch sprachgestörten Kinder kann sich auch an diese Fakten nicht erinnern oder hat sie beim Hören der Geschichte nicht verstanden (ebd.:409). Eine verminderte Fähigkeit zur Inferenzbildung weisen Merrit und Liles (1987:539) auch noch für neun- bis elfjährige sprachgestörte Kinder nach. Vergleichbare Ergebnisse erbringt eine deutsche Studie, in der spezifisch sprachgestörte Kinder im Vergleich zur altersparallelisierten Kontrollgruppe signifikant weniger Einzelaussagen der Testgeschichten reproduzieren und zudem die zentralen und für das Verständnis notwendigen Inhalte nur in begrenztem Maße wiedergeben (Weinert, Grimm, Delille & Scholten-Zitzewitz, 1989: 35). Dies gilt sowohl für inkohärente als auch für kohärente Versionen der Testgeschichten, woraus die Untersucher schließen, daß spezifisch sprachgestörte Kinder über ihre Schwierigkeiten beim Wort- und Satzverstehen hinaus aufgrund fehlender Inferenzbildungen keinen Nutzen aus der Vorgabe einer hierarchischen Geschichtenstruktur, das heißt eines Geschichtenschemas (s. 1.3.4), ziehen (ebd.: 37). Schwierigkeiten bei der Formulierung der Antworten können in diesen Untersuchungen sowie in den im folgenden beschriebenen Studien ausgeschlossen werden, da für eine korrekte Antwort oft ein einzelnes Wort ausreicht und eine fehlerhafte Sprachproduktion nicht in die Bewertung der Antworten miteinfließt.

Gegen die Annahme einer verminderten Fähigkeit zur Inferenzbildung bei spezifischer Sprachentwicklungsstörung sprechen zwei Studien, die spezifisch sprachgestörte Kinder nicht mit altersparallelisierten sondern mit sprachparallelisierten jüngeren Kindern vergleichen. In beiden Studien beantworten rezeptiv-expressiv spezifisch sprachentwicklungsgestörte Kinder sowohl faktische Informationsfragen als auch solche Fragen, die Inferenzbildungen voraussetzen genauso häufig korrekt wie jüngere Kinder mit vergleichbarem Sprachverständnisniveau (Ellis Weismer, 1985: 175; Crais & Chapman, 1987: 50). Ein überraschendes Resultat der Studie von Ellis Weismer (1985:180) besteht allerdings in der Tatsache, daß die Gruppe der sprachauffälligen Kinder entgegen den Erwartungen Fragen zu nonverbal dargebotenen Bildergeschichten nicht häufiger korrekt beantwortet als Fragen zu verbal dargebotenen Geschichten. Dieses Ergebnis wird in einer Nachfolgestudie mit 61 englischen spezifisch sprachentwicklungsgestörten Kindern repliziert (Bishop & Adams, 1992:127). Vergleichbar beeinträchtigte Leistungen im Verstehen von Bildergeschichten und verbal dargebotenen Geschichten deuten auf ein modalitätsübergreifendes Defizit im Diskurs- und Textverstehen bei spezifischer Sprachentwicklungsstörung hin, das die Verarbeitung von auditiven aber auch von visuellen Informationen erschwert.

Problems of inferences are not readily explained by morphosyntactic limitations, and indicate that some of the children's problems with narratives have a different source. (Leonard, 1998:86)

Ellis Weismer (1985:181 ff.) sowie Bishop und Adams (1992:127) vermuten ein generelles Informationsverarbeitungsdefizit, das neben der Sprachverarbeitung auch andere kognitive Verarbeitungsprozesse betrifft (s. 2.2.2). Erste Hinweise auf ein allgemeines Verarbeitungsdefizit haben sich schon in den Untersuchungen zu Perzeptionsprozessen bei spezifischer Sprachentwicklungsstörung ergeben, da sich bei sprachauffälligen Kindern im Vorschulalter nicht nur Defizite in der Perzeption von auditiven sondern auch von visuellen Reizen feststellen lassen (vgl. 2.2.1). Ellis Weismer (1985:183) formuliert die Hypothese, daß spezifisch sprachentwicklungsgestörte Kinder Schwierigkeiten haben, mentale Repräsentationen aufzubauen (vgl. 1.2.2).

It is possible to speculate that deficits in aspects of imagery or mental representation may hinder language-disordered children from effectly abstracting and generating links between relevant pieces of information in order to integrate that information in a meaningful fashion. In terms of language comprehension, this would mean that even when language-disordered children understand individual words or sentences, they tend not to "read between the lines" as readily as their age mates to arrive at a full understanding of the message. (Ellis Weismer, 1985:183)

Eine alternative Erklärungsmöglichkeit für die Rezeptionsbeeinträchtigungen bei Bildergeschichten stützt sich auf die Überlegung, daß Inferenzbildung und Generierung eines kohärenten Geschichtenschemas auch bei einer Bildergeschichte verbale Verarbeitungsprozesse erfordern (Bishop & Adams, 1992:127). Demnach würde gestörtes Textverstehen aus der allgemeinen sprachlichen Schwäche bei spezifischer Sprachentwicklungsstörung resultieren. Alle genannten Erklärungsansätze bewegen sich gleichermaßen in einem spekulativen Rahmen. Bishop und Adams (ebd.) entwickeln einen interessanten Vorschlag zur Überprüfung dieser Ansätze: Wenn verbale Verarbeitungsprozesse eine notwendige Voraussetzung für das Verstehen von Bildergeschichten bilden, dann hätten auch Kinder mit Sprachbehinderungen aufgrund primärer Defizite wie z. B. Gehörlosigkeit Schwierigkeiten bei dieser Aufgabe. Wenn dagegen gestörtes Textverstehen bei spezifischer Sprachentwicklungsstörung auf ein für diese Störung spezifisches Kognitions- bzw. Informationsverarbeitungsdefizit zurückzuführen ist, würden hörgeschädigte im Vergleich zu spezifisch sprachentwicklungsgestörten Kindern weniger Beeinträchtigungen im Textverstehen zeigen.

Im Vergleich zu Wort- und Satzverstehen besitzt Text- und Diskursverstehen eine weitaus größere Alltagsrelevanz, da Kommunikationspartner nur selten voneinander unabhängige Worte oder Sätze äußern, sondern den vorausgegangen sprachliche Kontext in die jeweilige Äußerung integrieren. Aus diesem Grunde sollten meines Erachtens nicht nur mögliche Defizite im Verstehen von Geschichten, sondern auch Prozesse beim Verstehen von Dialogen und Anweisungen - wie sie z. B. Lehrpersonen in der Schule geben - in Zukunft mehr berücksichtigt werden.

2.3.5 Verständniskontrolle

Für Kinder mit Sprachverständnisstörungen erscheinen Strategien der Sprachverständniskontrolle von besonderer Wichtigkeit, da ihnen gegebenenfalls nur durch eine modifizierte Wiederholung der Äußerung ein Verstehen des Gesagten möglich ist.

Clinical observation suggests that comprehension monitoring is frequently most deficient in precisely those children who need it most - namely, children with language comprehension impairments. (Dollaghan & Kaston, 1986:265)

Empirische Untersuchungen bestätigen diese Vermutung, da sich bei Kindern mit rezeptiv-expressiver Sprachentwicklungsstörung zwischen drei und acht Jahren weniger oft Anzeichen für das Erkennen von Zweideutigkeiten in einer sprachlichen Handlungsaufforderung beobachten lassen als bei alterskorrelierten normal sprechenden Kindern (Skarakis-Doyle & Mullin, 1990:703). Im Vergleich zu Kindern, die sich auf einem ähnlichen Sprachverständnisniveau befinden, stellen die Autorinnen allerdings keine signifikanten Unterschiede fest (ebd.:700).

Die Studie von Dollaghan und Kaston (1986:264ff.) belegt eindrucksvoll die Möglichkeit, Sprachverständniskontrolle durch ein vier- bis fünfwöchiges Training zu verbessern. Vier Kinder mit rezeptiv-expressiver Sprachentwicklungsstörung im Alter von fünf bis acht lernen, inadäquate Äußerungen zu erkennen und angemessen darauf zu reagieren, um so die subjektive Unterscheidung zwischen Verstehen und Nichtverstehen zu erfahren (ebd.:266). Selbst einige Wochen nach dem Training zeigen diese Kinder mehr nach Klärung suchende Reaktionen auf Äußerungen, die sie nicht verstehen, als vor der Intervention (ebd.:268).

The results of this intervention program represent an initial and encouraging step toward efforts to provide language impaired children with compensatory strategies for coping with the linguistic input they so often find perplexing. Intervention aimed at facilitating such children's comprehension monitoring skills appears to be both feasible and effective. (Dollaghan & Kaston, 1986:269)

Strategien zur Verständniskontrolle spielen im Prozeß des Sprachverstehens ab einem Alter von ungefähr sechs Jahren eine sehr wichtige Rolle (s. 1.3.5). Eine Förderung der Verständniskontrolle bietet hilfreiche therapeutische Möglichkeiten, die meines Erachtens in Abhängigkeit von weiteren empirischen Untersuchungen stärker genutzt werden sollten als es bisher der Fall ist.

2.3.6 Koordination von Sprachverstehen und Sprachproduktion

Aus den bisher vorgestellten empirischen Studien geht deutlich hervor, daß neben der Sprachproduktion meist auch das Sprachverstehen bei spezifischer Sprachentwicklungsstörung defizitär ist. Wie einige Untersuchungen zeigen, gilt dies aber nicht für alle spezifisch sprachgestörten Kinder gleichermaßen. So läßt sich z. B. nur bei einem Teil der Kinder ein nicht altersgerechter passiver Wortschatz nachweisen (Clarke & Leonard, 1996; s. 3.3.1). Auch der Einsatz von Verständnisstrategien unterscheidet sich bei den Gruppen rezeptiv-expressiv und expressiv sprachgestörter Kinder (Evans & MacWhinney, 1999; s. 2.3.2). Zudem erweisen sich in einigen Studien zum Satz-, Text- und Diskursverstehen Kinder mit expressiver Sprachentwicklungsstörung im Vergleich zu Kindern mit rezeptiv-expressiver Sprachentwicklungsstörung als weniger beeinträchtigt (Bishop, 1979; s. 2.3.3; Liles, 1985a, b; s. 2.3.4).

Barthlen-Weis und Breuer-Schaumann (1994:69) orientieren sich bei ihrer Untersuchung an insgesamt 130 deutschsprachigen Kindern mit sprachlichen Auffälligkeiten an der ICD-10 Klassifikation (Weltgesundheitsorganisation, 1993:266 ff.). Sie finden bei 67 Kindern (51,5% der Gesamtstichprobe) eine expressive Sprachstörung und bei 39 Kindern (30% der Gesamtstichprobe) eine gemischte Sprachstörung, das heißt im expressiven und im rezeptiven Bereich. Bei den restlichen 26 Kindern diagnostizieren die Autorinnen Artikulationsstörungen, Redeflußstörungen und erworbene Aphasien mit Epilepsie (Landau-Kleffner-Syndrom). Betrachtet man bei dieser Untersuchung lediglich die Kinder mit spezifischer Sprachentwicklungsstörung, so ergibt sich bei 63% der Kinder eine expressive Sprachentwicklungsstörung und bei 37% eine rezeptive Sprachentwicklungsstörung. Wriedt (2000:21) kommt ebenfalls in Anlehnung an die ICD-10 Klassifikation zu einem anderen Ergebnis. Anhand einer Stichprobe von 92 spezifisch sprachgestörten deutschsprachigen Kindern stellt die Autorin bei 58 Kindern (63% der Gesamtstichprobe) die Diagnose einer rezeptiven Sprachentwicklungsstörung und bei 34 Kindern (37% der Gesamtstichprobe) die Diagnose einer expressiven Sprachentwicklungsstörung. Da für die letztgenannte Studie keine genauen Angaben zu den verwendeten Testverfahren publiziert wurden, ist es durchaus möglich, daß die widersprüchlichen Ergebnisse aus der Verwendung unterschiedlicher Testverfahren resultieren (s. 3.4). Aus diesem Grund gilt die Unterteilung in expressive und rezeptive Sprachentwicklungsstörungen als umstritten (s. 2.1). Bei vielen Kindern, die zuerst als rein expressiv sprachgestört eingestuft werden, lassen sich nach der Durchführung sehr genauer Testverfahren ebenso Defizite im Sprachverstehen finden.

There is at present, however, increasing disenchantment with the old dichotomy and an awareness that the expressive disabilities of these expressive language-disordered children may be accompanied by some degree of comprehension impairment. (Adams, 1990:149).

Obwohl einige empirische Belege die Unterteilung der ICD-10 (Weltgesundheitsorganisation, 1993:266 ff.) und des DSM-IV (American Psychiatric Association, 1998:91 ff.) in eine expressive und eine rezeptiv-expressive Sprachentwicklungsstörung unterstützen, muß vor der vorschnellen Schlußfolgerung gewarnt werden, daß Kinder mit sogenannter expressiver Sprachentwicklungsstörung keine Sprachverständnisprobleme aufweisen. Diese Hypothese wird in den schon erwähnten Studien zum Wort-, Satz-, Text- und Diskursverstehen (Bishop, 1979; s. 2.3.1 und 2.3.3; Rizzo & Stephens, 1981; s. 2.3.1; Liles, 1985a, b; s. 2.3.4, Evans & MacWhinney, 1999; s. 2.3.2 und 2.3.3) sowie in einer Studie mit deutschsprachigen Kindern von Veit (1992) zum Wortform- und Satzverstehen (s. 2.3.1 und 2.3.3) bestätigt. Auch in der Studie von Adams (1990:149) zeigen spezifisch sprachgestörte Kinder, die von erfahrenen Sprachtherapeuten anhand der „Sprachentwicklungsskalen nach Reynell" (Sarimski, 1985; s. 3.2.2) als expressiv sprachgestört eingestuft wurden, in einem speziell zur Untersuchung des syntaktischen Dekodierens entwickelten Test signifikante Einschränkungen.

Hieraus ergeben sich Konsequenzen für ein theoretisches Konzept des kindlichen Dysgrammatismus, denn die festgestellten rezeptiven Schwächen lassen sich nicht mit der Annahme vereinbaren, daß die primär imponierende gestörte expressive Sprache den ausschließlich betroffenen Bereich darstellt. (Veit & Castell, 1992:19)

Bei denjenigen Kindern, die selbst nach umfangreichen Überprüfungen des Sprachverstehens auf verschiedenen linguistischen Ebenen keine rezeptiven Schwächen aufweisen, läßt sich nicht ausschließen, daß zu einem früheren Zeitpunkt der Entwicklung solche Schwächen bestanden. Aus diesem Grunde sind meines Erachtens die so oft geforderten Langzeitstudien auch im Hinblick auf das Sprachverstehen von großer Bedeutung.

Die Aufteilung in eine expressive und in eine rezeptiv-expressive Sprachentwicklungs-störung gilt also als empirisch nicht abgesichert. Leonard (1998:25) resümiert:

Investigations are now needed to validate these as discrete subgroups (Aram, Morris, & Hall, 1993). Until this has been done, these subcategories should be useful in reminding us of the heterogeneity that exists among children with SLI, but they should not be taken as established divisions. For this reason, we shall continue to use the term SLI [...], recognizing it as the umbrella term that it is.

Zusammenfassend läßt sich sagen, daß eine Beschreibung sowohl der produktiven als auch der rezeptiven sowie der nicht-sprachlichen Symptomatik dem Störungsbild der spezifischen Sprachentwicklungsstörung eher entspricht als die Einteilung in die Kategorien expressive und rezeptive Sprachentwicklungsstörung.

2.4 Zusammenfassung und Interpretation der Ergebnisse

Die unter 2.2 und 2.3 vorgestellten empirischen Studien belegen eindeutig, daß gestörtes Sprachverstehen zum Erscheinungsbild der spezifischen Sprachentwicklungsstörung zählt. Dies gilt in den meisten Fällen auch für solche Kinder, die nach der ICD-10 (Weltgesundheitsorganisation, 1993:266 ff.) und dem DSM-IV (American Psychiatric Association, 1998:91 ff.) als expressiv sprachgestört diagnostiziert werden (s. 2.3.6). Die Unterscheidung in eine expressive und eine rezeptive Sprachentwicklungsstörung erscheint somit bedenklich und kann zur Überschätzung der Sprachverständnisleistungen vieler Kinder und zu einer Unterbewertung der Sprachrezeption in Alltag und Therapie führen (Dannenbauer, 1988:92). Eine diagnostische Überprüfung des Sprachverstehens sollte in jedem Fall auch bei solchen Kindern erfolgen, die auf den ersten Blick als rein expressiv gestört eingestuft werden.

Art und Ausmaß des gestörten Sprachverstehens bei spezifischer Sprachentwicklungsstörung differieren individuell und unterliegen einer Verlaufsdynamik. Aufgrund dieser Heterogenität wird oft davon ausgegangen, daß sich hinter spezifischen Sprachentwicklungsstörungen verschiedene Störungsbilder verbergen, die auf verschiedene multikausale Bedingungsgefüge zurückzuführen sind (Schöler, Fromm & Schakib-Ekbatan, 1998:96). Die Erklärungshypothesen, die den gestörten Sprachrezeptionsprozeß berücksichtigen, wurden in Punkt 2.2 und 2.3 aufgeführt. Die Kausalitätenfrage läßt sich nach einer Analyse des gestörten Sprachverstehens bei spezifischer Sprachentwicklungsstörung genauso wenig beantworten wie nach einer Analyse der Sprachproduktionsauffälligkeiten. Es muß aber in aller Nachdrücklichkeit darauf hingewiesen werden, daß eine Erklärungshypothese der spezifischen Sprachentwicklungsstörung nur unter Bezugnahme beider Modalitäten dem heutigen Forschungsstand entspricht. Zudem dürfen die nicht-sprachlichen Defizite besonders im perzeptiven und kognitiven Bereich und die Interdependenz von sprachlichen und nicht-sprachlichen Prozessen nicht vernachlässigt werden, da nur so die Multidimensionalität des Sprachverarbeitungsprozesses berücksichtigt wird (s. 1.1). Studien zu Interaktionen auf einzelnen sprachlichen und nicht-sprachlichen Ebenen wurden bisher nur aus dem anglo-amerikanischen Raum vorgelegt (z. B. Evans, 1996). Solche Studien

Studien entsprechen der sprachlichen Realität am besten, da sie z. B. die Veränderung der morphosyntaktischen Schwierigkeiten bei unterschiedlich hohen Dialoganforderungen oder in verschiedenen Kommunikationskontexten analysieren.

Sprachverstehen bei spezifischer Sprachentwicklungsstörung ist aber nicht nur in der Grundlagenforschung, sondern auch in der Interventionsforschung und dem alltäglichen sprachtherapeutischen Handeln von großer Bedeutsamkeit. So belegen z. B. die Studien zur Verständniskontrolle (s. 2.3.5) in eindrucksvoller Weise, wie therapeutisches Handeln das defizitäre Sprachverstehen direkt positiv beeinflussen kann. Weitere Handlungskonsequenzen ergeben sich für den Bereich der Prävention und der Diagnostik.

In Deutschland werden Kinder normalerweise ab der Geburt bis hin zum 64. Lebensmonat bei neun pädiatrischen Vorsorgeuntersuchungen vorgestellt (U 1 bis U 9). Im Hinblick auf die sprachliche Entwicklung sind besonders die U 6 im 10. bis 12. Lebensmonat und die U 7 im 21. bis 24. Lebensmonat interessant. Während der U 6 fragt der Arzt die Eltern, ob ihre Kinder Silben verdoppeln (z. B. dada oder baba). Fehlende Silbenverdopplung wird als Hinweis auf eine verzögerte Sprachentwicklung gewertet. Grimm (1999:175) weist darauf hin, daß die Frage nach Silbenverdopplungen für differentialdiagnostische Zwecke viel zu spät gestellt wird, da mehr als 90% der Kinder im Alter von acht Monaten dieses Kriterium bereits erfüllen. Zudem sollten für eine präzise Frühdiagnostik von spezifischen Sprachentwicklungsstörungen nicht nur dieser Teilaspekt, sondern auch andere sprachliche Fähigkeitsbereiche erfaßt werden (ebd.). Die Untersuchung des Sprachverstehens bietet sich hier an, da ein erstes, kontextgebundenes Wort- und Satzverstehen ab dem 10. Lebensmonat - also zum Zeitpunkt der U 6 - bei einer regelgerechten Sprachentwicklung auftritt. Tatsächlich wird das Verstehen von einfachen Worten und Sätzen aber erst während der U 7 überprüft, wodurch die prognostische Aussagekraft des Sprachverstehens nicht genutzt wird.

Betont wird immer wieder, und dies entspricht unseren eigenen Erfahrungen, daß eine stärker ausgeprägte Störung des Sprachverständnisses ein wesentlich prognostischer Faktor ist. (Amorosa, 1992:63)

In der Regel scheinen früh erkennbare rezeptive Defizite für eine ausgeprägtere Sprachstörung zu sprechen (Bishop & Edmundson, 1987:169). In der Studie von Thal, Tobias und Morrison (1991:609) erweist sich das Wortverstehen bei 18 Monate alten Kleinkindern als reliabler Prognosefaktor für Sprachentwicklungsstörungen, während für die Größe des aktiven Wortschatzes sowie die mittlere Äußerungslänge in diesem Alter keine prognostische Bedeutsamkeit nachgewiesen werden kann. Da die Produktion von symbolischen Gesten, wie z. B. Winken, in diesem Alter eine hohe Korrelation mit dem Sprachverstehen aufweist, halten Thal et al. (ebd.:610) eine Untersuchung beider Fähigkeitsbereiche für sinnvoll. Auch Grimm (1999:188) bezeichnet die Sprachrezeption in Zusammenhang mit kognitiven und kommunikativen Fähigkeiten als kriterial für einer Differentialdiagnose.

Danach kann gelten: Von denjenigen Kindern, die mit 12 oder 18 Monaten eine Verzögerung sprachrelevanter Vorausläuferfähigkeiten zeigen sowie mit 24 Monaten beim produktiven Wortschatz den Schwellenwert von 50 (Wörtern, Anm. d. Verfasserin) verpassen, vermögen diejenigen am ehesten zur normalen Entwicklung aufzuschließen, die die besseren rezeptiven Fähigkeiten aufweisen. (Grimm, 1999:188)

Die Untersuchung rezeptiver Fähigkeiten ermöglicht also eine sehr frühe Diagnose spezifischer Sprachentwicklungsstörungen und auch anderer Entwicklungsstörungen und sollte - neben anderen Fähigkeitsbereichen - bereits ab dem 10. Lebensmonat in der Früherkennung miteinbezogen werden. Dies wäre in Deutschland zum Zeitpunkt der U 6 ohne großen Aufwand sinnvoll durchführbar. Grimm identifiziert in einer Längsschnittstudie mit 160 deutschen Kindern im Alter von 12 bis 36 Monaten 20 Risikokinder für spezifische Sprachentwicklungsstörungen und andere Entwicklungsstörungen, die in den pädiatrischen Vorsorgeuntersuchungen alle als unauffällig beurteilt wurden. Solche Fehldiagnosen im präventiven Bereich könnten beim heutigen Stand der Forschung ohne großen Aufwand vermieden werden und sind deshalb meines Erachtens nicht zu entschuldigen.

Auch in der sprachtherapeutischen Praxis ist im deutschsprachigen Raum das Halbwissen über die spezifische Sprachentwicklungsstörung als rein oder vorwiegend expressive Sprachstörung nach wie vor weit verbreitet (Veit & Castell, 1992:12). Selbst wenn Beeinträchtigungen im rezeptiven Bereich erkannt werden, finden diese zumeist keine Berücksichtigung in Diagnostik und Therapie, da auf dem Gebiet des kindlichen Sprachverstehens aufgrund fehlender Aus- und Weiterbildungsmöglichkeiten sowie fehlender Fachliteratur große Unsicherheit herrscht. Dies erscheint überraschend angesichts der Tatsache, daß eine häufig verwendete sprachtherapeutische Interventionsmethode sich der Technik des Modellierens bedient.

Das Modellieren zielt vorrangig auf die rezeptive Dimension der Sprachverarbeitung, um den Aufbau einer inneren Repräsentation der Zielstruktur zu ermöglichen bzw. durch ständige Aktivierung so verfügbar zu machen, daß sie zum produktionsleitenden Standard werden kann. (Dannenbauer, 1994:96)

Mit Hilfe von Modellierungstechniken gelingt es, über prägnante und hochfrequente Vorgaben sprachlicher Strukturen in Spielsituationen die sprachlichen Leistungen spezifisch sprachentwicklungsgestörter Kinder deutlich zu verbessern (Leonard, 1981:93 ff 1993:641; Weinert, 1994:41 ff.). Der sprachliche Input wird so spezifiziert, daß das Kind Form-Funktionsbeziehungen klar erkennen und sprachliche Kontraste in motivierenden Sachkontexten und Interaktionsroutinen erfahren kann (Dannenbauer, 1994:85). Die Methode des Modellierens stimuliert also zunächst die rezeptive Seite der Sprachverarbeitung. Erst wenn das Kind eine bestimmte Struktur in den unterschiedlichsten sprachlichen und situativen Kontexten erfahren hat und versteht, beginnt die Überführung der Zielstruktur in die Sprachproduktion. Dementsprechend verschiebt sich der Fokus der Intervention, was Abbildung 3 verdeutlicht.

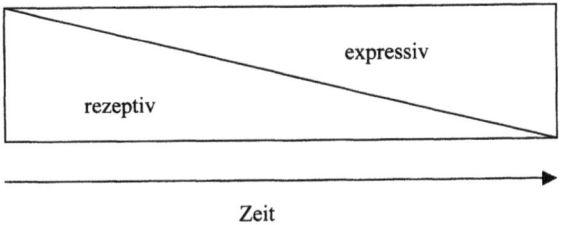

Abb. 3: Veränderung des therapeutischen Fokus in der Intervention (aus: Dannenbauer, 1994:96)

An dieser Stelle muß darauf hingewiesen werden, daß neben der Methode des Modellierens noch andere Ansätze für die therapeutische Arbeit mit spezifisch sprachentwicklungsgestörten Kindern existieren, wie z. B. rein verständnisorientierte Therapiemethoden (für einen Überblick s. Leonard, 1993; Weinert, 1994) oder neuere Ansätze, die sich synthetisch veränderter Sprache bedienen (Merzenich et al., 1996; Tallal et al., 1996; s. 2.3.1) Eine Diskussion der verschiedenen Therapieansätze führt aber über das Thema dieser Arbeit hinaus. Aus diesem Grund ist lediglich die Technik des Modellierens herausgegriffen worden, da sie im deutschsprachigen Raum zur Zeit die wohl bekannteste und am häufigsten diskutierte Interventionsmethode darstellt.

Einen konkreten Vorschlag für die Anwendung von Erkenntnissen aus empirischen Studien zum Sprachverstehen bei spezifischer Sprachentwicklungsstörung gibt van der Lely (1993:257) in ihrer schon erwähnten Untersuchung zu *bootstrapping*-Fähigkeiten (s. 2.3.1). Ausgehend von der These, daß bei spezifischer Sprachentwicklungsstörung nicht syntaktisches, wohl aber semantisches *bootstrapping* effizient genutzt werden kann, schlägt van der Lely (ebd.:258) vor, diese Fähigkeit auch in der Therapie einzubeziehen. So sollte z. B. der korrekte Gebrauch eines Verbs zunächst in einer natürlichen Spielsituation präsentiert werden.

Once the child has accurately established the semantic properties of the verb in a particular syntactic frame, which can be tested by presenting reversible sentences in an acting out comprehension task (see van der Lely & Harris, 1990; van der Lely, 1992), then the verb may be presented in multiple syntactic frames, [...]. However, it is a contraindication to present a verb for which the child has only partial semantic knowledge in multiple syntactic frames as a means of facilitating knowledge of the verb's semantic properties. (van der Lely, 1993:258)

Nur wenn ein Kind eine Zielstruktur in seiner Funktion, also in seiner Bedeutung, zumindest teilweise erschließen und verstehen kann, ist ein sinnvolles, effektives und dauerhaftes Sprachlernen gegeben. Der Therapeut sollte sich immer wieder vergewissern, inwieweit ein Kind über Formen, die in der Therapie erarbeitet werden, rezeptive Kontrolle gewonnen hat (Dannenbauer, 1992:13). Ein solches Vorgehen bedarf einer genauen Diagnose des kindlichen Sprachverstehens. In den folgenden Kapiteln werden verschiedene Möglichkeiten der Untersuchung des Sprachverstehens speziell bei spezifischer Sprachentwicklungsstörung aufgezeigt und bewertet.

> Das frühe Erkennen von Sprachverständnis-störungen ist [...] nötig, um die Entwicklung eines differenzierten Kommunikationssystems zwischen dem Kind und seiner Umwelt zu fördern und konsekutive Schwierigkeiten zu minimieren. (Noterdaeme, Breuer-Schaumann & Amorosa, 1998:253)

3 Diagnostik des Sprachverstehens bei spezifischer Sprachentwicklungsstörung

3.1 Zielvorstellungen und methodische Überlegungen

Der Begriff „Diagnose" stammt aus dem Griechischen mit der Bedeutung „Unterscheidung" oder „Erkenntnis". Da der Diagnostikbegriff in verschiedenen Wissenschaftsdisziplinen unterschiedlich definiert wird, ist es notwendig, die Verwendung dieses Begriffs in der vorliegenden Arbeit klarzustellen. In der Medizin versteht man unter Diagnose die zweifelsfreie Zuordnung von Symptomen zu Krankheitsbildern in Verbindung mit Aussagen zu Verursachungshypothesen, Prognose und Behandlungsindikationen (Pschyrembel, 1993:322). Die medizinische Diagnose führt in Bezug auf Sprachentwicklungsstörungen zu der so häufig kritisierten defizitorientierten Sichtweise, da der Betrachtungsschwerpunkt auf den Defiziten und nicht auf den Fähigkeiten des Kindes liegt. Die meisten allgemeinen Beschreibungen der spezifischen Sprachentwicklungsstörung spiegeln jedoch diese Sichtweise wider (s. 2.1). In der empirisch orientierten differentiellen Psychologie wird „Diagnostik" häufig mit „Testdiagnostik" gleichgesetzt, das heißt die Untersucherin vergleicht die Leistungen eines Patienten mit den normierten Werten eines psychometrischen Testverfahrens (Rausch, 1997:7). Die standardisierte Testdiagnostik soll eine möglichst objektive Vergleichbarkeit der Ergebnisse verschiedener Untersuchungen gewährleisten. In der Entwicklungspsychologie, der Sonderpädagogik und der Logopädie wird die Bedeutung von Förder- und Verlaufsdiagnosen besonders hervorgehoben. Nach diesem Ansatz besteht die Möglichkeit, nicht nur Defizite sondern auch Fähigkeiten und Entwicklungsmöglichkeiten der Patienten zu eruieren. In der Förderdiagnostik spielt der von Wygotsky (z. B. 1987:80 ff.) geprägte Begriff der „Zone der nächsten Entwicklung" eine entscheidende Rolle (s. 3.3).

> Das Gebiet der noch nicht ausgereiften, jedoch reifenden Prozesse ist die Zone der nächsten Entwicklung. (Wygotski, 1987:83)

Eine Förderdiagnose sollte dieser Auffassung zufolge nicht nur die abgeschlossene Entwicklung und vorhandenen Fähigkeiten erfassen, sondern auch Hinweise auf die Prozesse geben, die sich zum Zeitpunkt der Diagnosestellung bereits in Entwicklung befinden.

Im vorliegenden Kapitel wird die medizinische Auffassung einer psychometrisch abgesicherten Diagnose zur Bewertung standardisierter und normierter Testverfahren herangezogen (s. 3.2.1). Solche Testverfahren erheben den Anspruch, eine eher quantitativ orientierte Differentialdiagnose zu stellen. In Bezug auf das Sprachverstehen bei spezifischer Sprachentwicklungsstörung sollten sie zur Klärung der Frage beitragen, ob ein signifikantes Defizit im Sprachverstehen im Vergleich zur Altersgruppe vorliegt. Für nicht-standardisierte und informelle Verfahren (s. 3.2.2 und 3.3) kann dieser Anspruch nicht geltend gemacht werden. Diese Prüfverfahren werden deshalb in Anlehnung an die förderdiagnostische Auffassung dahingehend bewertet, ob bei ihrer Anwendung Defizite, Entwicklungsmöglichkeiten und Fähigkeiten im rezeptiven Bereich auf bestimmten linguistischen Ebenen lokalisierbar sind. Nur eine derart detaillierte qualitative Diagnose ermöglicht die Bestimmung der „Zone der nächsten Entwicklung" und die Ableitung von Therapiezielen sowie die Dokumentation des Therapieverlaufs.

Vorgestellt werden Verfahren, die gezielt inhaltliches Verstehen (s. 1.1) überprüfen. Die meisten Verfahren beschränken sich auf die Überprüfung des linguistischen Dekodierens. Vereinzelt besteht aber auch die Möglichkeit, die Fähigkeit zur Inferenzbildung oder Anwendung von Verständnisstrategien zu analysieren und so kognitive und kommunikative Anteile des Sprachverstehensprozesses mit zu beurteilen. Diese Möglichkeiten werden an entsprechender Stelle besonders hervorgehoben und in Punkt 3.3.2 durch Vorschläge zur Entwicklung informeller Prüfverfahren unter Berücksichtigung multidimensionaler Aspekte des Sprachverstehens erweitert.

Der Versuch, Sprachverstehen gezielt zu überprüfen, stellt die Untersucherin vor große methodische Probleme. Eine Fokussierung auf Sprachverstehen ist in vielen Überprüfungsmethoden nicht gewährleistet. Dannenbauer (1992:4) spricht in diesem Zusammenhang von Performanzmodalitäten, die er als „aufgabenspezifische Konstellation von linguistischen, kognitiven, intentionalen und sozialen Komponenten" definiert. Tabelle 2 zeigt vier Performanzmodalitäten, die Dannenbauer (ebd.) in Anlehnung an Slobin (1979) als wichtig für die Diagnose bei Sprachentwicklungsstörungen erachtet.

Rekonstruieren:	Das Kind kann beim Nachsprechen einer gehörten Äußerung, die sein auditives Kurzzeitgedächtnis überschreitet und somit rekonstruiert werden muß, eine bestimmte sprachliche Struktur korrekt verwenden.
Kodieren:	Das Kind kann beim Ausdruck seiner Intention eine Struktur angemessen und regelhaft produzieren und sie auch auf neues Sprachmaterial ausdehnen.
Dekodieren:	Das Kind kann von den Informationen der strukturellen und inhaltlichen Merkmale einer Form im Verstehensprozeß differenzierenden Gebrauch machen.
Reflektieren/Korrigieren:	Das Kind kann anhand des normativen Charakters einer sprachlichen Regelung die Korrektheit einer Form beurteilen, Verstöße, Abweichungen und Auslassungen (bei sich und anderen) erkennen und möglichst berichtigen.

Tab. 2: Vier verschiedene Performanzmodalitäten (nach Dannenbauer, 1992:4 f.)

Aus einem Vergleich der verschiedenen Performanzmodalitäten läßt sich schlußfolgern, daß inhaltliches Verstehen nicht durch Nachsprechaufgaben oder solchen Aufgaben, die die metalinguistischen Fähigkeiten des Fehlererkennens und/oder Korrigierens verlangen, überprüft werden. Solche Aufgaben sind wichtig, um sich im Zusammenhang mit expressiven Leistungen ein Gesamturteil über die sprachlichen Fähigkeiten des jeweiligen Kindes zu bilden. In diesen Performanzmodalitäten überschneiden sich aber produktive, mnestische und metalinguistische Anteile mit rezeptiven Prozessen, so daß die Fähigkeit zum Verstehen nicht isoliert betrachtet werden kann. Aus diesem Grund finden solche Testverfahren bzw. -aufgaben im vorliegenden Kapitel keine Berücksichtigung. Nach der isolierten Überprüfung des Sprachverstehens muß die Diagnose der rezeptiven Leistungen aber natürlich wieder im Zusammenhang mit den Leistungen in anderen Performanzmodalitäten gesehen werden, da nur die Zusammenschau dieser Ergebnisse ein Urteil über die sprachlichen Fähigkeiten des Kindes zuläßt.

In der Diagnostik des Sprachverstehens finden zwei Untersuchungsmethoden breitere Anwendung, nämlich Bildauswahlverfahren und Objektmanipulationsaufgaben (s. 1.3). Obwohl beide Outputreaktionen denselben sprachlichen Prozeß - nämlich den Verstehensprozeß - „offenlegen" sollen, stellen sie doch unterschiedliche Anforderungen an das Kind. Im Bildauswahlverfahren muß es ein inneres Bild des Gehörten aufbauen und dieses mit dem korrekten äußeren Bild in Beziehung setzen (Mathieu, 1998:108). Diese Aufgabenstellung verlangt im Vergleich zur Objektmanipulationsaufgabe ein viel größeres Maß an Abstraktionsvermögen.

Es ist deshalb oft zu beobachten, daß ein Kind die Aufgabe „leg den Hund unter den Stuhl" korrekt ausführen kann, aber nicht fähig ist, das passende Bild zum Satz „der Hund ist unter dem Stuhl" auszuwählen. (Mathieu, 1998:108)

Objektmanipulationsaufgaben sind dagegen häufig schwieriger zu bewerten. Eine ausbleibende Reaktion kann nicht zwangsläufig als ein Nichtverstehen gewertet werden (Müller, 1996:75). Viele Vorschulkinder lassen beim Nachspielen Teile weg, die ihnen logisch erscheinen (Mathieu, 1998:111). Weitere Gründe für eine fehlende Reaktion trotz intakten Sprachverstehens bei Objektmanipulationsaufgaben, Bildauswahlverfahren und anderen Untersuchungsmethoden wie z. B. Objektauswahlverfahren oder Textverständnisfragen sind in Tabelle 3 aufgelistet (vgl. Lees, 1993:25).

1. Unaufmerksamkeit
2. Motivationsmangel
3. Schüchternheit, Angst vor einer „falschen" Entscheidung
4. Verwirrtheit wegen zu großer Auswahl (z. B. vier verschiedene Bilder oder Objekte)
5. Nichtverstehen der Aufgabenstellung (wobei dies bei einer adäquaten Erklärung der Aufgabe schon auf ein eingeschränktes Sprachverstehen hindeutet)

Tab. 3: Gründe für eine ausbleibende Reaktion trotz intakten Sprachverstehens

Durch eine genaue Beobachtung während der Überprüfungssituation - am besten anhand einer Videoaufnahme (s. 4.3) - lassen sich diese Umstände (s. Tab. 3) nicht mit Sicherheit, aber mit einer gewissen Wahrscheinlichkeit ausschließen. Umgekehrt darf eine erwartungsgemäße Reaktion des Kindes nicht sofort als vorhandenes Sprachverstehen gewertet werden. Nur eine mehrfache Wiederholung der jeweiligen Struktur und eine sehr kontrollierte Testsituation erlauben diese Interpretation. So reagieren Kinder z. B. sehr sensibel auf die (unbewußte) Blickrichtung des Untersuchers und die Anordnung oder Beschaffenheit von Testobjekten (Bridges, 1985:140 ff.). Eine wirklich sorgfältige Untersuchung des Sprachverstehens sollte meines Erachtens deshalb immer verschiedene Outputreaktionen verlangen, um den Einfluß des jeweiligen Prüfmodus und der jeweiligen Situation auf die Interpretation der Verstehensleistung so gering wie möglich zu halten.

Bei Verwendung der publizierten und teilweise standardisierten Test- und Prüfverfahren, die in Punkt 3.2 beschrieben sind, ist darauf zu achten, kontextuelle Hinweise so weit wie möglich auszuschließen. Informelle Überprüfungen des Sprachverstehens, das heißt speziell für eine linguistische Struktur bzw. einen linguistischen Prozeß entwickelte Prüfsituationen wie sie in Punkt 3.3 vorgestellt werden, bieten der Untersucherin dagegen den Vorteil, kontextualisierte Situationen explizit zu gestalten, um in möglichst alltagsrelevanten und natürlichen Situationen auch kommunikativ-situative Sprachverstehensleistungen aufzuzeigen.

3.2 Test- und Prüfverfahren

In den folgenden Punkten sollen für das Sprachverstehen relevante Unterteste aus standardisierten Sprachentwicklungstesten (s. 3.2.1) und nicht-standardisierte Verfahren zur Überprüfung des Sprachverstehens (s. 3.2.2) vorgestellt werden. Da Verfahren in anderen Sprachen - ähnlich wie empirische Befunde zur Sprachentwicklung (s. Kap. 1 und 2) - nicht ohne weiteres übertragbar sind, finden nur solche Verfahren Beachtung, die im Original oder in einer Übersetzung für den deutschsprachigen Raum vorliegen.. Alle Test- und Prüfverfahren sind bei Kindergarten- und Vorschulkindern einsetzbar, die genauen Altersangaben werden genannt. Die Beschreibung orientiert sich an der zugrundeliegenden Auffassung von Sprachverstehen, dem diagnostischen Schwerpunkt, also der untersuchten Ebene des Rezeptionsprozesses, und dem Prüfmodus, also der Untersuchungsmethode des jeweiligen Verfahrens. Nach dieser kurzen Beschreibung folgt eine kritische Bewertung, die sich ausschließlich auf den Bereich des Sprachverstehens und die Anwendbarkeit bei spezifischer Sprachentwicklungsstörung im Vorschulalter bezieht.

3.2.1 Unterteste aus standardisierten Verfahren

Für den deutschsprachigen Raum existiert kein normierter Test, der die kindliche Sprachrezeption überprüft. Als Alternative werden in der therapeutischen Praxis die Ergebnisse einzelner Unterteste aus gebräuchlichen Sprachentwicklungstesten (s. Tab. 4) als Hinweis für ein von der Norm abweichendes Sprachverstehen verwendet. Das Herausgreifen eines einzelnen Untertests verhindert die Möglichkeit, Leistungen im rezeptiven Bereich mit anderen sprachlichen und nicht-sprachlichen Leistungen, die in dem entsprechenden Verfahren getestet werden, in Beziehung zu setzen. Das Sprachverstehen läßt sich aber zahlenmäßig erfassen und mit Werten der Altersgruppe sowie anderen Testergebnissen vergleichen. Dies leisten nicht-standardisierte Verfahren, gemäß des unterschiedlichen diagnostischen Anspruchs (s. 3.1), nicht. Folgende Sprachentwicklungsteste beinhalten Unterteste, die Sprachverstehen überprüfen:

1. Psycholinguistischer Entwicklungstest (PET)
2. Heidelberger Sprachentwicklungstest (HSET)
3. Kindersprachtest für das Vorschulalter (KISTE)
4. Inventar diagnostischer Informationen bei Sprachentwicklungsauffälligkeiten (IDIS)

Tab. 4: Standardisierte Verfahren mit Untertesten zum Sprachverstehen

Der **Psycholinguistische Entwicklungstest (PET)** von Angermaier (1977) ist die deutsche Bearbeitung des *Illinois Test of Psycholinguistic Abilities* (Kirk, McCarthy & Kirk, 1968). Der PET umfaßt den Altersbereich von drei bis neun Jahren und basiert auf dem Kommunikationsmodell von Osgood (1957, zitiert nach Angermaier, 1977:9), das heute als veraltet gilt (Müller, 1996:50). Interessanterweise sieht dieses Modell nicht nur einen akustischen sondern auch einen visuellen Wahrnehmungskanal als Grundlage des Rezeptionsprozesses an. Situativer bzw. kommunikativer Kontext und Weltwissen finden in diesem Modell keine Berücksichtigung, weshalb Sprachverstehen mit Entschlüsselung - also linguistischer Dekodierung - gleichgesetzt wird. Der Untertest „Wortverständnis" (WV) verlangt das Erkennen semantischer Inkonsistenzen und überprüft somit nicht reines Wortverstehen sondern die Performanzmodalität des Reflektierens (s. Tab. 3) und wird hier deshalb nicht vorgestellt. Der Untertest „Bilder deuten" (BD) soll die Fähigkeit messen, optisch dargebotene Informationen zu erfassen. Der Untertest enthält 40 Aufgaben, bestehend aus einem Einzelbild und einer Auswahl von vier Abbildungen. Aus den vier Abbildungen muß das Kind den Gegenstand oder die Situation auswählen, die dem Einzelbild inhaltlich oder funktionell entspricht. Die erste Aufgabe zeigt z. B. einen Halbschuh als Einzelbild und stellt eine Puppe, ein Telefon, einen Luftballon und als passendes Äquivalent einen Turnschuh zur Auswahl. Die Auswertung erfolgt nach den Kriterien richtig oder falsch. Der Rohwert des Untertests kann in einen T-Wert oder Prozentrang umgewandelt werden.

Bewertung: Der Untertest BD untersucht als einziger Untertest des PET rein rezeptive Prozesse. Isoliert angewendet genügt er nicht der Anforderung, defizitäres Sprachverstehen zu diagnostizieren, da lediglich die Fähigkeit überprüft wird, die Beziehung zwischen zwei Bildern herzustellen. Zudem sind theoretische Grundlage, Datenbasis und fotografische Abbildungen des PET veraltet, so daß er nicht für die Diagnostik des Sprachverstehens zu empfehlen ist. Der Versuch, visuell-rezeptive und akustisch-rezeptive Prozesse parallel zu untersuchen, erscheint aber gerade auch im Hinblick auf spezifische Sprachentwicklungsstörungen ein interessanter Ansatz. Wie in Punkt 2.3.4 herausgearbeitet wurde, zeigen einige spezifische sprachgestörte Kinder auch bei Bildergeschichten Verständnisprobleme, so daß eine parallele Überprüfung von akustischem und visuellem Verstehen durchaus interessante Ergebnisse erbringen könnte.

Der **Heidelberger Sprachentwicklungstest (HSET)** von Grimm und Schöler (1978) kann bei Drei- bis Zehnjährigen angewendet werden. Die Normierung galt zum Zeitpunkt der Publikation aufgrund der kleinen Stichprobengröße als vorläufig und wurde bis dato nicht ergänzt. Der HSET basiert auf umfassenden linguistischen und entwicklungspsychologischen Forschungen. Theoretische Grundlage bildet zum einen die generative Transformationsgrammatik Chomskys (1969, zitiert nach Grimm & Schöler, 1978:5) und zum anderen ein pragmatischer Ansatz, der im Testmanual nicht näher spezifiziert wird. Sprachverstehen wird mittels des Untertests „Verstehen grammatischer Strukturen" (VS) im Bereich der Satzstruktur untersucht. Die Auffassung von Satzverstehen als rein syntaktisches Dekodieren entspricht der grammatiktheoretischen Grundlage des HSET, nicht aber der pragmatischen Grundlage. Das Kind soll 17 nacheinander vorgesprochene Sätze in eine Handlung mit Holzfiguren umsetzen. Die exemplarische Darstellung einer diagnostischen Überprüfung des Sprachverstehen (s. Kap. 4) beinhaltet die Durchführung des HSET, Beispielsätze des VS finden sich an entsprechender Stelle in Tabelle 17. Die zunehmend komplexer werdenden Sätze enthalten für Kinder unter fünf Jahren zwei und für ältere Kinder drei Nominalphrasen, die in Infinitivkonstruktionen, Passiv-, Final-, Temporal- und Relativsätze eingebettet sind. Eine semantische Dekodierung oder die Anwendung von Verständnisstrategien (s. Tab. 1) führen zu einem falschen Ergebnis, da entweder neutrale Ereignisse (s. Testsatz 1, Tab. 17, Kap. 4) oder sogar eher unwahrscheinliche Sätze (s. Testsatz 8, Tab. 17, Kap. 4) verwendet werden. Die Auswertung erfolgt nach den Kriterien richtig oder falsch, der Rohwert kann in einen T-Wert mit entsprechendem Standardmeßfehler oder einen Prozentrang umgewandelt werden.

Bewertung: Mit dem HSET liegt ein theoretisch gut fundierter Sprachentwicklungstest vor, der sich mit einigen Einschränkungen auch zur Diagnose des Sprachverstehens bei spezifischer Sprachentwicklungsstörung eignet. Der diagnostische Schwerpunkt des syntaktischen Dekodierens und der nonverbale Prüfmodus gewährleisten die fokussierte Untersuchung des Sprachverstehens. Eine besondere Schwierigkeit für Untersucherin und Kind stellt die zeitweilige Verwendung von Eigennamen für einige Tiere dar. Nicht jedes Kind wird den Namen „Waldi" mit einem Hund, „Pussi" mit einer Katze und „Mümmel" mit einem Hasen assoziieren. Auch Gebhard et al. (1994:64) geben zu bedenken, daß ein schlechtes Ergebnis im Untertest VS auf ein Unvermögen, sich Eigennamen zu merken, zurückzuführen sein könnte. Eine qualitative Beurteilung des Sprachverstehens ist mit dem HSET nicht möglich. Einerseits findet die Analyse von Sprachverständnisstrategien keine Berücksichtigung, andererseits sind die Testsätze nicht nach bestimmten morpho-syntaktischen Strukturen, die Aufschluß über Entwicklungsverläufe oder besondere Probleme mit spezifischen Strukturen geben, geordnet. Da dies aber auch nicht dem testdiagnostischen Anspruch dieses Verfahrens entspricht, ist der HSET - mit den genannten Einschränkungen - für eine erste Überprüfung des Sprachverstehens zu empfehlen.

Der **Kindersprachtest für das Vorschulalter (KISTE)** von Häuser, Kasielke und Scheidereiter (1994) ist normiert für den Altersbereich von 3;3 bis 6;11 Jahren. Theoretische Grundlage sind sprachentwicklungspsychologische Vorstellungen, die den kindlichen Spracherwerb als einen sich auf mehreren Ebenen gleichzeitig vollziehenden Prozeß sehen. Der KISTE untersucht die semantisch-lexikalische, morphologisch-syntaktische und sprachlich-kommunikative Ebene, allerdings wird Sprachverstehen lediglich auf der morphologisch-syntaktischen Ebene mittels des Untertests „Semantisch-syntaktischer Test" (SEMSY) berücksichtigt. Wieso der Untertest mit „semantisch" betitelt ist, geht aus dem Testmanual nicht hervor. In einem Vergleich mit den anderen Untertesten des KISTE wird er ausschließlich der morphologisch-syntaktischen Ebene zugeordnet (Häuser et al., 1994:6). Zum Untertest gehören eine Drei-Felder-Tafel und drei mal zwölf bunte und ansprechend gestaltete Bilder mit jeweils einer Person, einem Gegenstand oder einem Tier. Die Untersucherin legt die Drei-Felder-Tafel und die drei Bilder entsprechend dem jeweiligen Testsatz vor das Kind. Bei dem Beispielsatz „Mit der Wiege schaukelt der Teddy das Baby." legt man also erst die Wiege, dann den Teddy und zuletzt das Baby auf die Drei-Felder-Tafel. Das Kind soll nun die Bilder auf der Drei-Felder-Tafel in der Anordnung Subjekt (Wer macht was?), Instrument (Womit wird etwas gemacht?) und Objekt (Mit wem wird etwas gemacht?) auslegen. Die Erinnerung an die Reihenfolge Subjekt-Instrument-Objekt erfolgt nach jeder falsch gelösten Aufgabe oder jeweils drei Testsätzen. Ausgewählte Beispiele finden sich in Tabelle 5.

Testsatz 2: Der Kasper wird mit der Gabel vom Schmetterling gefüttert.
Testsatz 6: Mit dem Schal wärmt der Roller den Hammer.
Testsatz 8: Mit der Schere wird das Haus von der Leiter geöffnet.

Tab. 5: Ausgewählte Sätze aus dem Untertest SEMSY des KISTE (Häuser et al., 1994:5)

Jede richtige Lösung, also jeder Satz, den das Kind nach dem Schema Subjekt-Instrument-Objekt auslegt, wird je nach Schwierigkeitsgrad mit einem, zwei oder drei Punkten bewertet. Drei Punkte stellen dabei den höchsten Wert dar. Der Rohwert des Untertests SEMSY läßt sich in einen T-Wert, einen C-Wert und einen Prozentrang umwandeln.

Bewertung: Der KISTE zeichnet sich durch eine gute theoretische und empirische Fundierung sowie eine sehr ansprechende Gestaltung des Testmaterials aus. Trotzdem kann er zur Untersuchung des Sprachverstehens bei spezifischer Sprachentwicklungsstörung nicht empfohlen werden. Zum einen genügt er nicht der Anforderung, den rezeptiven Bereich auf der semantisch-lexikalischen und der sprachlich-kommunikativen Ebene detailliert zu untersuchen. Das weitaus größere Problem besteht aber meines Erachtens in dem sehr abstrakten Prüfmodus, die Bestandteile eines Satzes entsprechend ihrer grammatischen Funktion auszulegen. Für Dreijährige ist dieser Test nicht vorgesehen, aber selbst für Vier- und Fünfjährige erscheint die Anforderung zu hoch, da selbst Schulkinder noch große Schwierigkeiten damit haben, Subjekt und Objekt voneinander zu unterscheiden. Diese subjektive Bewertung spiegelt sich in der Diskriminanzanalyse wieder: Der Untertest SEMSY besitzt im Vergleich mit den anderen Untertesten des KISTE die weitaus geringste Diskriminationsfähigkeit für die Unterscheidung zwischen den einzelnen Altersgruppen sowie zwischen sprachunauffälligen und sprachgestörten Kindern (Häuser et al., 1994:29). Zudem ist nicht nachvollziehbar, warum z. B. Testsatz 6 höher bewertet wird als Testsatz 8 (s. Tab. 5), der zu der ungewöhnlichen Wortreihenfolge auch noch eine passive Verbkonstruktion enthält.

Das **Inventar diagnostischer Informationen bei Sprachentwicklungsauffälligkeiten (IDIS)** befindet sich zur Zeit noch in Entwicklung (Schöler & Spohn, 1997; Schöler, 1999:32). Ziel von IDIS, das auf langjährigen entwicklunspsychologischen Forschungsarbeiten basiert (Schöler et al., 1998a), ist die Zusammenstellung von reliablen und validen Informationen und Daten, die aus verschiedenen Quellen im diagnostischen Prozeß gewonnen werden. IDIS ist also kein Sprachentwicklungstest im eigentlichen Sinne, sondern die Zusammenstellung verschiedener Informationen und Testergebnisse. Satzverstehen wird im Untertest „Mach-Mit" (im folgenden mit MM abgekürzt) anhand eines Bildauswahlverfahrens untersucht. MM überprüft vier syntaktische Strukturformen, und zwar Passiv, Perfektform des Verbs, Kasus (Dativ, Akkusativ) und Personalpronomen. Der Untertest umfaßt acht Sätze, so daß jede Struktur zweimal geprüft wird (s. Tab. 18, Kap. 4). Die vier Bilder, die das Kind zur Auswahl hat, lassen sich immer syntaktisch und in Einzelfällen zusätzlich semantisch voneinander unterscheiden. Bei Item 4 (s. Tab. 18, Kap. 4) sieht das Kind neben der richtigen Lösung ein Bild mit der Bedeutung „ Der Mann holt die Frau mit dem Auto ab.", das sich nur syntaktisch vom korrekten Bild unterscheidet. Die anderen beiden Bilder zeigen, wie die Frau den Jungen bzw. der Mann die Kinder mit dem Auto abholt. Da für MM noch keine Normierung vorliegt, dienen die mittleren Aufgabenwerte der sprachauffälligen und der sprachunauffälligen Kinder in den Voruntersuchungen als Vergleichswerte (Schöler, 1999:105 ff.). Als Anhaltspunkt wird ein sogenannter Risikowert angegeben, der die Grenze des unteren Durchschnittsbereichs definiert. Der Risikowert errechnet sich aus dem mittleren Aufgabenwert, von dem eine Standardabweichung abgezogen wird, das heißt 16% der untersuchten Stichprobe in der jeweiligen Altersgruppe erreichten einen geringen Wert als diesen Risikowert. IDIS enthält außerdem den Vorschlag, kommunikativ-sprachliches Verstehen anhand einer Skala mit den Beurteilungen gut, eher gut, eher schlecht und schlecht zu erfassen.

Bewertung: IDIS hebt sich für den Bereich des Sprachverstehens positiv von den anderen Sprachentwicklungstesten ab, da durch die kontrollierte Verwendung bestimmter linguistischer Strukturen neben der quantitativen Auswertung auch eine erste qualitative Analyse möglich ist. Die Anzahl der vorgesehenen Items ist allerdings zu gering, eine zweimalige Wiederholung reicht für eine Absicherung des Verstehens nicht aus (s. 3.1). Die Skala zur Einschätzung des kommunikativ-sprachlichen Verstehen kann nur als unzureichend bewertet werden. Selbst das Argument der Zeitökonomie rechtfertigt nicht den Einsatz einer solch oberflächlichen Skala, zumal Schöler und Spohn (1997:30) betonen, daß oft nicht entschieden werden kann, „ob das Kind die sprachliche Äußerung verstanden hat oder ob es aufgrund des situativen Kontextes zu einer korrekten Interpretation gelangt ist" (s. 2.2.3). Es bleibt zu hoffen, daß der Untertest MM in naher Zukunft normiert wird und damit ein reliables diagnostisches Mittel für das Sprachverstehen nicht nur bei spezifischer Sprachentwicklungsstörung vorliegt.

3.2.2 Nicht-standardisierte Prüfverfahren

Einige der nicht-standardisierten Prüfverfahren, die im folgenden vorgestellt werden, bieten die Möglichkeit, neben dem Sprachverstehen auch die Sprachproduktion zu erfassen. Tabelle 6 zeigt diese Verfahren.

1. Sprachprüfung für Kleinkinder (SPKK)
2. Sprachentwicklungsskalen nach Reynell
3. Psycholinguistischer Sprachverständnis- und Sprachentwicklungstest (PSST)
4. Dysgrammatiker Prüfmaterial
5. Evozierte Sprachdiagnose grammatischer Fähigkeiten (ESGRAF)

Tab. 6: Verfahren zur Erfassung rezeptiver und expressiver Fähigkeiten

Tabelle 7 zählt die nicht-standardisierten Verfahren auf, die eine ausschließliche Überprüfung des Sprachverstehens vorsehen.

1. Peabody Picture Vocabulary Test - Revised (PPVT-R)
2. Pizzamiglio
3. Sprachverständnistest für komplexe syntaktische Strukturen
4. Informelles Verfahren zur Überprüfung von Sprachverständnisleistungen (IVÜS)
5. Geschichtentest

Tab. 7: Verfahren zur Erfassung ausschließlich rezeptiver Fähigkeiten

Die **Sprachprüfung für Kleinkinder (SPKK)** von Wurst (1978) ist die deutsche Übersetzung des *Preschool Language Manual* (Zimmermann, Steiner & Evatt, 1967). Die SPKK prüft Sprachverstehen und -produktion in zwei getrennten Aufgabenreihen, die für den Altersbereich von eineinhalb bis sieben Jahren einsetzbar sind. Die SPKK basiert auf der klassischen Entwicklungspsychologie, deren Vertreter bestimmte Phasenverläufe der kindlichen Entwicklung postulieren (Rausch, 1997:8). Jede Aufgabe der SPKK soll typische Merkmale einer Phase überprüfen, entweder durch das Befolgen von Aufforderungen oder das Zeigen auf Bilder. Tabelle 8 zeigt ausgewählte Beispiele.

Aufgabe für Dreijährige:	Gib den Würfel auf, unter, vor, neben, hinter den Sessel.
Aufgabe für Fünfjährige:	Zeig mir deinen Kopf, den Arm, die Hand, das Knie...
Aufgabe für Siebenjährige:	Wiedergabe von Klopfschlägen (zwei, sieben, fünf und acht).

Tab. 8: Ausgewählte Aufgaben aus der SPKK (Wurst, 1978)

Der Sprachverständnisteil verfolgt nach Wurst (1978:4) den Zweck, „das Erkennen und Behalten von Wörtern, die Stufen konkreten und abstrakten Denkens, des Begriffserwerbs und des Verständnisses für grammatikalische Formen" abzuklären. Der SPKK liegt also eine Auffassung von Sprachverstehen zugrunde, die kognitive und linguistische Anteile integriert. Jeder richtig gelösten Aufgabe wird ein bestimmter Alterswert zugeordnet, um das rezeptive Sprachentwicklungsalter zu ermitteln.

Bewertung: Die SPKK eignet sich nicht für die Untersuchung des Sprachverstehens bei spezifischer Sprachentwicklungsstörung. Auch wenn einige Einzelergebnisse durchaus interessant sein mögen, sind die Aufgabenstellungen in ihrer Gesamtheit zu unspezifisch, um rezeptive Defizite auf Wort- oder Satzebene zu lokalisieren. Die Ermittlung des rezeptiven Sprachentwicklungsalters stellt zudem nur eine ungefähre Einordnung dar und läßt keine Aussage darüber zu, ob das Sprachverstehen im Vergleich zur Altersgruppe defizitär ist oder nicht.

Die **Sprachentwicklungsskalen** nach Reynell (1983) wurden von Sarimski (1985) ins Deutsche übersetzt, ohne daß eine Normierung für das Deutsche erfolgte. Die Skalen sind für den Altersbereich von ein bis sieben Jahren einsetzbar. Neben der regulären Sprachverständnisskala A, deren Beschreibung folgt, ist eine zweite Skala B vorgesehen, die bei motorisch beeinträchtigten Kindern zu Einsatz kommen kann. Die Aufgabenzusammenstellung erfolgte nach klinisch-praktischen Erfahrungen und wurde erst im Nachhinein mit einer entwicklungspsychologisch orientierten Vorstellung der Sprachentwicklung in Zusammenhang gebracht, nach der sich Sprachverstehen in enger Verbindung mit der kognitiven Entwicklung innerhalb verbaler Kommunikationsvorgänge entwickelt. Prüfmodi sind Objektmanipulations- und Objektauswahlverfahren. Die

Überprüfung erfolgt in zehn Sektionen, die den angenommenen Verlauf der Sprachverständnisentwicklung nachvollziehen. Die Sektionen eins bis sieben erfassen schwerpunktmäßig semantisches Dekodieren, ab Sektion acht wird auch syntaktisches Dekodieren wie z. B von Präpositionen und Verneinungen verlangt. Tabelle 9 gibt ausgewählte Beispiele aus einigen Sektionen.

Sektion 7:	Wer bellt?
Sektion 8:	Welcher rote Stift ist nicht weggelegt worden?
Sektion 9:	Stell ein kleines Schwein neben ein schwarzes Schwein.
Sektion 10:	Peter schubst das Baby um. Wer ist böse?

Tab. 9: Ausgewählte Aufgaben aus den Sprachentwicklungsskalen (Sarimski, 1985)

Die Schwierigkeit der Aufgaben nimmt nicht systematisch nach linguistischen Kriterien zu sondern hinsichtlich der Abstraktheit der Aufgaben. Für die Auswertung wird anhand des Rohwertes ein Entwicklungsalterwert mit zugehöriger Standardabweichung errechnet. Dieses Ergebnis ermöglicht den Vergleich mit der englischen Normierung.

Bewertung: Die Sprachentwicklungsskalen erweisen sich trotz ihrer guten theoretischen Fundierung als nicht geeignet für die Untersuchung des Sprachverstehens bei spezifischer Sprachentwicklungsstörung. Der Schwerpunkt der Skalen liegt bei der semantischen Dekodierung, Aussagen über Größe und Beschaffenheit des passiven Wortschatzes oder Schwierigkeiten im Wortlernen sind jedoch nicht möglich. Aufgrund der fehlenden linguistischen Strukturierung lassen sich in den Aufgaben, die auch syntaktisches Dekodieren überprüfen, nur begrenzte Hinweise auf Schwierigkeiten im Satzverstehen finden. Da keine Normierung für das Deutsche vorliegt, erbringen die Sprachentwicklungsskalen weder differential- noch förderdiagnostisch relevante Ergebnisse. Insgesamt gesehen eignen sich die Skalen besser für die Diagnose frühkindlicher Verstehensfähigkeiten (vgl. Rausch, 1996:89ff.), zumal sie für „entwicklungsmäßige Veränderungen bei Kindern zwischen 1 1/2 und 4 Jahren besonders sensitiv" (Sarimski, 1985:3) sein sollen. Die Einbettung von Sprachverstehen in Kommunikationssituationen fehlt allerdings selbst für den unteren Altersbereich, obwohl der kommunikative Aspekt des Sprachverstehens im Testmanual ausdrücklich betont wird (ebd.: 14).

Der **Psycholinguistische Sprachverständnis- und Sprachentwicklungstest (PSST)** von Wettstein (1995) ist für Vier- bis Achtjährige geeignet und stützt sich, wie der Name schon sagt, auf psycholinguistische Modellvorstellungen, die im Manual aber nicht näher erläutert werden. Wettstein (ebd.:4) sieht die Entwicklung des Sprachverstehens in enger Verknüpfung mit kognitiven und emotionalen Lernprozessen. Dieses Wechselspiel von „Verstand haben" und „Verständnis haben" führe zu Sinnhaftigkeit und Welterschließung (ebd.:5; vgl. Hollenweger & Schneider, 1994:14). Der PSST besteht aus vier Teilen, wobei nur Teil A explizit Verstehensleistungen überprüft; Teil C erfaßt die Performanzmodalität des Reflektierens (s. 3.1) und wird deshalb an dieser Stelle nicht vorgestellt. Im Teil A, also dem Untertest „Verstehen und Handeln" (im folgenden mit VH abgekürzt) soll das Kind in einer kleinen Szenerie (Haus, Garten, Baum und Turm) mit einer vierköpfigen Puppenfamilie, einem Hund, einem Vogel und einem Ball Handlungen ausagieren, die in den Testsätzen vorgegeben sind. Die Testsätze finden sich in Tabelle 19 (Kap. 4). Jede richtig gelöste Aufgabe wird mit einem Punkt bewertet. Anhand des Rohwertes läßt sich sofort das entsprechende Entwicklungsalter ablesen. Angaben zur Stichprobe oder der statistischen Zuverlässigkeit des PSST fehlen. Neben dieser quantitativen Auswertung besteht die Möglichkeit einer qualitativen Analyse des Satzverstehens. Die Reihenfolge der Testsätze spiegelt die Entwicklung der Verständnisstrategien (s. Tab. 1) wider, so daß festgestellt werden kann, welche Strategien das Kind bereits verwendet.

Bewertung: Der PSST hebt sich durch den Versuch, eine quantitative und zusätzlich eine qualitative Analyse des Satzverstehens zu erbringen, positiv von den anderen Diagnoseverfahren ab. Allerdings kann dieser Versuch nicht als gelungen bezeichnet werden. Eine quantitative Analyse des Satzverstehens ist aufgrund der fehlenden Normierung nicht möglich. Die qualitative Analyse der Verständnisstrategien enthält Fehler und Unklarheiten. Die Strategien sind im Manual des PSST nur sehr kurz und ohne den Verweis auf empirische Befunde beschrieben. Zudem werden Verständnisstrategien teilweise mit syntaktischem Dekodieren gleichgesetzt. So bezeichnet Wettstein (1995:25) z. B. die linguistische Fähigkeit, Sätze mit inverser zeitlicher Abfolge richtig zu interpretieren als Ereignisfolge-Strategie. Außerdem bleibt unklar, nach welchen Kriterien Wettstein (ebd.) zwischen Wortreihenfolge- und Äußerungsreihenfolge-Strategie unterscheidet. Laut Erklärung im Manual richtet sich das Kind bei der Verwendung beider Strategien nach der Reihenfolge der geäußerten Wörter im Satz. Für eine richtige Interpretation des Testsatzes 2 (s. Tab.19, Kap. 4) brauche es die Äußerungsreihenfolge-Strategie, während es für die Testsätze 3 und 5 (s. Tab.19, Kap. 4) die Wortreihenfolge-Strategie benutzen müsse. Mathieu (1998:112) bemerkt zutreffend, daß die Verwendung einer Wortreihenfolge-Strategie bei Testsatz 3 sogar zu einem falschen Ergebnis führt, da das Kind den Baum - gemäß der gehörten Wortreihenfolge - als ersten Gegenstand in die Reihe Baum-Garten-Haus stellen wird. Für eine richtige Interpretation der Präposition „zwischen" helfen dem Kind keine Verständnisstrategien, vielmehr benötigt es räumliches Vorstellungsvermögen und syntaktisches Dekodieren. Auch wenn der PSST als einziges publiziertes Prüfverfahren die Möglichkeit bietet, Satzverstehen und Verständnisstrategien zu erfassen, sollte er aufgrund seiner theoretischen und methodischen Mängel nur unter großem Vorbehalt eingesetzt werden.

Das **Dysgrammatiker-Prüfmaterial** entwickelten Frank und Grziwotz (1978:1) „zur Eingrenzung der grammatisch-syntaktischen Schwierigkeiten bei sprachentwicklungsverzögerten oder dysgrammatisch sprechenden Kindern", genaue Altersangaben fehlen. Über theoretische Grundlagen gibt das Testmanual keine Auskunft. Der diagnostische Schwerpunkt liegt auf morphosyntaktischen Schwierigkeiten mit Betonung der Sprachproduktion. In einem Untertest wird Satzverstehen überprüft. Die Kinder sollen auf einer bunten Abbildung die entsprechende Situation zu dem jeweiligen Testsatz zeigen. Ausgewählte Testsätze finden sich in Tabelle 10. Auswertungsrichtlinien sind im Manual nicht angegeben.

Testsatz 1:	Das Mädchen schaukelt.
Testsatz 7:	Der Bub pflückt Äpfel.
Testsatz 12:	Die Kiste ist voll.

Tab. 10: Ausgewählte Sätze aus dem Dysgrammatiker-Prüfmaterial (Frank & Grziwotz, 1978)

Bewertung: Das Dysgrammatiker-Prüfmaterial eignet sich nicht für die Überprüfung des Sprachverstehens. Jeder Satz kann mit Hilfe einer Schlüsselwort-Strategie korrekt gedeutet werden, so daß sich weder differential- noch förderdiagnostische Ergebnisse ableiten lassen.

Die **Evozierte Sprachdiagnose grammatischer Fähigkeiten (ESGRAF)** wurde von Motsch (1999) explizit zur Untersuchung morphosyntaktischer Fähigkeiten bei spezifisch sprachgestörten Kindern entwickelt. ESGRAF kann schon bei Vierjährigen eingesetzt werden, der Schwerpunkt liegt aber auf der Analyse grammatischer Fähigkeiten von sprachgestörten Schulkindern. ESGRAF versteht sich als „eine modifizierte Profilanalyse" (Motsch & Hansen, 1999:160) und orientiert sich dementsprechend an der Phaseneinteilung des Grammatikerwerbs nach Clahsen (1988). Neben dieser linguistisch orientierten Ausrichtung auf die Sprachproduktion hat ESGRAF ebenso zum Ziel, die Performanzmodalitäten des Rekonstruierens, Reflektierens und Dekodierens (s. 3.1) zu berücksichtigen. Die Testdurchführung besteht in einem vorstrukturierten Rollenspiel, in dem das Kind in die Rolle einer Figur (Mädchen oder Junge) schlüpft, die mit seinem Freund oder seiner Freundin (gespielt von der Diagnostikerin) z. B. einkaufen geht, Verstecken spielt, Auto fährt oder telefoniert. Die Performanzmodalität des Dekodierens wird in der ersten Spielsequenz durch die Verstehensleistung bei subordinierten Nebensätzen überprüft. Diese Satzkonstruktionen sind wörtlich in die Spielhandlung zu integrieren (s. Anhang). Im Auswertungsbogen von ESGRAF kann korrektes oder inkorrektes Verstehen von Relativ-, Temporal-, Kausal-, Final- , Konditional- und indirekten Fragesätzen vermerkt werden.

Bewertung: Das spieldiagnostische Konzept von ESGRAF ist - auch nach eigenen Erfahrungen (s. 4.2) - sehr kindgerecht und bereitet Spaß bei der Durchführung. Die Integration der Testsätze in die Spielhandlung vermeidet die für andere Erhebungssituationen so charakteristische Monotonie. Die angestrebte Überprüfung des Sprachverstehens ist allerdings in nur sehr begrenztem Maße möglich. Die Relativsätze können mit Hilfe einer Schlüsselwort-Strategie verstanden werden (s. 4.2). Kinder unter sechs Jahren sind noch nicht in der Lage, die Temporalsätze zu dekodieren (s. Anhang). Bei Schulkindern reicht eine zweimalige Untersuchung von Temporalsätzen mit Sicherheit nicht aus, um eine Aussage über das Satzverstehen zu treffen (s. 3.1). Detaillierte Auswertungskriterien sind für den rezeptiven Bereich nicht vorgesehen. Insgesamt gesehen wird ESGRAF seinem eigenen Anspruch, auch Sprachverstehen zu überprüfen, nicht gerecht und ist deshalb zur detaillierten Erfassung einer rezeptiven Schwäche bei spezifischer Sprachentwicklungssstörung nicht geeignet.

Der **Peabody Picture Vocabulary Test - Revised (PPVT-R)** von Dunn und Dunn (1981) liegt nicht komplett in einer deutschen Version vor. Die Aufgaben 31 bis 100 der ersten nicht-revidierten Version des PPVT-R sind Bestandteil der Testbatterie für geistig behinderte Kinder (TBGB) von Bondy, Cohen, Eggert und Lüer (1975). Der PPVT-R ist ein reiner Wortverständnistest und im Englischen für zwei bis vierzigjährige Probanden oder Patienten normiert. Die Standardisierung für das Deutsche wurde innerhalb der TBGB nur für den Altersbereich von sieben bis zwölf Jahren vorgenommen. Prüfmodus ist das Bildauswahlverfahren, wobei jedes der 175 Testitems ein Zielitem und drei Distraktoren zeigt. Tabelle 11 gibt einige Beispiele. Anfangspunkt und Abbruchkriterien sind vorgegeben.

Zielitem 1: Bus	Distraktoren: Bürste, Glocke, Pferd
Zielitem 35: streicheln	Distraktoren: eingießen, waten, klettern
Zielitem 72: Fahrzeug	Distraktoren: Rasenmäher, Riesenrad, Karussell

Tab. 11: Ausgewählte Beispiele aus dem PPVT-R (Dunn & Dunn, 1981)

Bewertung: Aufgrund der fehlenden Normierung für deutsche Vorschulkinder eignet sich der PPVT-R nur in sehr begrenztem Rahmen für die Erfassung des rezeptiven Wortschatzes bei spezifisch sprachgestörten Kindern dieser Altersgruppe. Da der PPVT-R keine Aussagen über die Fähigkeit zum Wortlernen zuläßt, ergeben sich in der Auswertung keine Hinweise auf Entwicklungs- oder Fördermöglichkeiten.

Der **Pizzamiglio** wurde am Kinderneuropsychiatrischen Institut der Universität Rom Ende der 70er Jahre entwickelt und von Zollinger (o. J.) für die Anwendung bei deutschen Vorschul- und Schulkindern im Alter von vier bis acht Jahren bearbeitet. Der Test überprüft morphosyntaktisches Dekodieren. Theoretische Grundlagen werden im Manual nicht genannt. Prüfmodus ist das Bildauswahlverfahren. Die vierzig Testitems bestehen aus Strichzeichnungen mit jeweils einem Zielitem und einem Distraktor. Beispiele finden sich in Tabelle 12.

Zielitem 1:	Der Knabe folgt dem Hund.	Distraktor: Der Hund folgt dem Knaben.
Zielitem 24:	Mann	Distraktor: Männer
Zielitem 40:	Das Glas ist runtergefallen.	Distraktor: Das Glas fällt runter.

Tab. 12: Ausgewählte Beispiele aus dem Pizzamiglio (Zollinger, o. J.)

Die Testitems überprüfen Negationen, Reflexiv- und Personalpronomen, Präpositionen, Futur- und Vergangenheitsformen sowie das Verstehen von Pluralformen. Auf eine Normierung wurde verzichtet. Es besteht aber die Möglichkeit, das erzielte Ergebnis mit den Ergebnissen einer Stichprobe von achtzig sprachunauffälligen Vorschulkindern zu vergleichen.

Bewertung: Der Pizzamiglio läßt eine erste Einschätzung des morphosyntaktischen Dekodierens bei spezifischer Sprachentwicklungsstörung zu, da sich die Überprüfung der genannten linguistischen Strukturen mehrmals wiederholt und die korrekte Lösung der Aufgaben grammatische Kenntnisse erfordert. Allerdings ist die Ratewahrscheinlichkeit bei nur zwei zur Auswahl stehenden Bildern sehr hoch, so daß die Entscheidung für ein korrektes Bild auch nur durch Zufall erfolgt sein kann. Aus diesem Grund ist der Pizzamiglio für eine Überprüfung des Sprachverstehens nicht zu empfehlen. Ein weiterer Nachteil des Pizzamiglios besteht darin, daß die Items nicht nach Schwierigkeitsgrad geordnet sind, so daß alle vierzig Testsätze abgefragt werden müssen.

Der **Sprachverständnistest für komplexe syntaktische Strukturen**, im folgenden mit SKSS abgekürzt, von Mathieu (2000) ist die deutsche Übersetzung des *Test for Reception of Grammar (TROG)*, der 1977 von Bishop entwickelt wurde. Das Prüfverfahren erfaßt die Fähigkeit des syntaktischen Dekodierens, gibt aber zusätzlich Hinweise zu den kognitiven Fähigkeiten, die nötig sind, um eine linguistische Struktur zu verstehen. Im Bildauswahlverfahren werden dem Kind vier Bilder vorgelegt, wobei neben dem Zielitem mindestens ein Bild eine grammatikalische und mindestens ein Bild eine semantische Abweichung zeigt. Tabelle 13 zeigt ein Beispiel.

Zielitem:	Die Flaschen stehen auf dem Tisch.
Grammatikalische Abweichung:	Die Flasche steht auf dem Tisch.
Semantische Abweichung:	Die Flaschen stehen auf dem Teppich.
Semantische Abweichung:	Die Hüte stehen auf dem Tisch.

Tab. 13: Ausgewählte Aufgabe aus dem SKSS (Mathieu, 2000)

Der SSKS ist für Kinder zwischen sechs bis acht Jahren konzipiert und unterscheidet nach Mathieu (2000:5) signifikant zwischen Sechsjährigen und Achtjährigen. Als Auswertungskriterien werden die Ergebnisse von einer Stichprobe mit 30 Sechsjährigen und 34 Achtjährigen in Prozenträngen angegeben.

Bewertung: Aufgrund der systematischen Gestaltung eignet sich der SKSS gut für die Erstellung einer Förder- und Verlaufsdiagnose des Satzverstehens bei spezifischer Sprachentwicklungsstörung. Zudem lassen die Prozentangaben eine vorsichtige Einschätzung darüber zu, ob sich das Kind eher auf dem Entwicklungsstand eines Sechsjährigen oder eines Achtjährigen befindet.

Endres und Baur (2000) haben ein **Informelles Verfahren zur Überprüfung von Sprachverständnisleistungen (IVÜS)** bei Vier- bis Achtjährigen vorgelegt. Baur und Endres (1999:319) definieren Sprachverstehen als die Fähigkeit, rein sprachliche Informationen zu verarbeiten, verweisen aber auch auf die grundlegende Bedeutung perzeptiver und kognitiver Leistungen. Material und Testaufbau sind dem PSST (Wettstein, 1995) entnommen. IVÜS bietet die Möglichkeit, gezielt einzelne sprachliche Strukturen wie Negation, Pronomen, Kausal-, Temporal- und Konditionalsätze zu überprüfen. Beispiele sind in Tabelle 14 aufgeführt.

Negation:	Alle Menschen, außer der Mutter, klettern auf den Turm.
Passiv:	Der Hund wird vom Vogel gebissen.
Pronomen:	Das Mädchen und der Junge spielen auf dem Turm. Er fällt runter.
Kausalsatz:	Der Vogel fliegt weg, weil das Mädchen auf den Turm steigt.
Temporalsatz:	Während das Mädchen auf den Turm klettert, kommt der Vater...
Konditionalsatz:	Du gibst mir bitte das Auto, wenn du mir den Baum gegeben hast.

Tab. 14: Ausgewählte Sätze aus IVÜS (Endres & Baur, 2000)

Für jede Struktur werden mindestens vier Testsätze vorgegeben. Zusätzlich besteht die Möglichkeit, die Informationsmenge, die ein Kind verarbeiten kann, anhand von Sätzen unterschiedlicher Länge zu bestimmen. Diese Sätze lassen sich alle mit Hilfe der Schlüsselwort-Strategie (s. Tab. 1) korrekt interpretieren, unterscheiden sich aber durch die Angabe von zwei, drei oder vier relevanten Informationen. Die Aufgaben sind nach Schwierigkeit und Entwicklungsstufen angelegt, so daß sich Testanfang und -ende nach den Fähigkeiten des Kindes richten. Mit sieben bis acht Jahren sollte der Test keine Schwierigkeiten mehr bereiten (Endres & Baur, 2000:67). Andere Altersrichtlinien bzw. Auswertungskriterien wurden nicht veröffentlicht. Nach R. Endres (persönliche Mitteilung, 16.06.2000) gilt für Vierjährige die minimale Anforderung, Sätze mit vier relevanten Informationen korrekt zu interpretieren, Fünfjährige sollten Passiv-, Konditional- und Kausalsätze verstehen, während Temporalsätze erst ab dem ersten Schuljahr erwartet werden.

Bewertung: Das Material und die flexible Durchführung von IVÜS erlauben eine kindgerechte Überprüfung des Sprachverstehens. Der übersichtliche und systematische Aufbau erleichtern eine gezielte Förder- und Verlaufsdiagnose. Somit ist IVÜS für eine informelle Überprüfung des Satzverstehens bei spezifischer Sprachentwicklungsstörung sehr zu empfehlen. Allerdings reichen die vorgegebenen Testsätze im Einzelfall nicht immer aus, um ein detailliertes Profil der Verstehensleistungen zu erstellen. Einige grammatische Strukturen und Merkmale werden nicht überprüft, obwohl diese spezifische sprachgestörten Kindern in der Spontansprache (s. 1.1) und im Verstehen (s. 2.3) Probleme bereiten. Dazu gehören z. B. Relativsätze, Präpositionalphrasen, Plural, Kasus- und Komparativformen sowie Verbformen.

Der **Geschichtentest** von Mathieu (1998) wurde für vier- bis sechsjährige Vorschulkinder entwickelt und basiert auf der multidimensionalen Vorstellung von Sprachverstehen, die auch der vorliegenden Arbeit zugrunde liegt (s. 1.1). Die Testgeschichte beruht auf zwei Episoden aus den Kinderbüchern „Immer dieser Michel" (Lindgren, 1972; zitiert nach Mathieu, 1998:116) und „Unsere Oma" (Kleberger, 1970; zitiert ebd.) und besteht aus einem Teil für jüngere und einem zusätzlichen Teil für ältere Kinder. Nachdem die Untersucherin die Geschichte erzählt hat, sollen sechs faktische Informationsfragen und vier logische Verknüpfungsfragen Aufschluß darüber geben, ob die Kinder zu kohärentem Verstehen in der Lage sind. Die vier logischen Verknüpfungsfragen sind in Tabelle 15 aufgelistet.

Wieso hat Anna die Fahne runtergeholt?
Wieso zieht sie mit aller Kraft am Seil?
Wieso hat der Vater gemerkt, daß Marco am Fahnenmast hängt?
War die Oma richtig krank? (Was hat sie denn gemacht?)

Tab. 15: Logische Verknüpfungsfragen aus dem Geschichtentest (Mathieu, 1998)

Die Auswertung orientiert sich an Daten von 40 Kindern im Alter von 4;5 - 4;10 und 41 Kindern im Alter von 5;10 - 6;3 Jahren. Dabei stellte sich heraus, daß besonders die logischen Verknüpfungsfragen gut zwischen der Gruppe der jüngeren und der Gruppe der älteren Kinder unterscheiden.

Bewertung: Im deutschsprachigen Raum ermöglicht der Geschichtentest als einziges Verfahren, Text- und Diskursverstehen zu erfassen. Die kindgerecht gestaltete Testgeschichte läßt sich an die Bedürfnisse jüngerer und älterer Kinder anpassen. Die Überprüfung durch gezielte Fragen erlaubt die größtmögliche Fokussierung auf die Analyse rezeptiver Fähigkeiten (s. 4.1). Die Auswertung des Geschichtentests gestaltet sich im mittleren Leistungsbereich als etwas problematisch, da nur ungefähre Angaben darüber vorliegen, welche Fragen ein Kind in welchem Alter beantworten sollte. Insgesamt gesehen wird der Geschichtentest aber seinem Anspruch gerecht, zwischen eher gutem und eher schlechtem kohärentem Verstehen zu unterscheiden und ist somit zur Überprüfung des Text- und Diskursverstehens bei spezifischer Sprachentwicklungsstörung zu empfehlen.

3.3 Informelle Prüfsituationen

Der Einsatz standardisierter und nicht-standardisierter Test- und Prüfverfahren reicht oft nicht aus, um im Einzelfall zu entscheiden, welche linguistischen Strukturen ein Kind rezeptiv beherrscht. Dieses diagnostische Wissen ist aber von ausschlaggebender Bedeutung. Zeichnen sich im Sprachprofil eines Kindes Strukturen ab, über die es rezeptive aber noch keine produktive Kontrolle gewonnen hat, so lassen sich damit erste Therapieziele begründen. Das Verstehen deutet an, daß sich diese Strukturen in „der Zone der nächsten Entwicklung" (s. 3.1) befinden (Miller & Paul, 1995:9; Olswang & Bain, 1996:416). Wird eine bestimmte sprachliche Struktur jedoch weder produziert noch verstanden, so sind z. B. entsprechende Modellierungstechniken anzuwenden (s. 2.4), mit deren Hilfe das Kind die jeweilige Bedeutung in vorstrukturierten Spielkontexten zunächst erfahren und dann verstehen kann (Miller & Paul, 1995:10).

Der Vorteil informeller Prüfsituationen liegt in ihrer Flexibilität und Variabilität. Die informelle Überprüfung des Sprachverstehens läßt sich individuell auf die kindlichen Fähigkeiten und Interessen abstimmen und ermöglicht nicht nur eine Ergänzung der quantitativen Testdiagnostik (s. 3.3.1), sondern auch eine qualitative Beschreibung der kindlichen Verstehensleistungen (s. 3.3.2). Selbstverständlich müssen aber auch informelle Prüfsituationen einer gewissen Kontrolle unterliegen, um nicht zu verfälschten Ergebnissen zu führen. Hinweise zur Erstellung informeller Prüfverfahren sind in den beiden folgenden Punkten zusammengestellt, wobei zwischen der Überprüfung des linguistischen Dekodierens (s. 3.3.1) als Ergänzung zu standardisierten Testverfahren und einer Erweiterung der Diagnostik auf weitere Aspekte des Sprachverstehens (s. 3.3.2) unterschieden wird.

3.3.1 Informelle Überprüfung des linguistischen Dekodierens

Dekontextualisierte Prüfsituationen bieten - ähnlich wie standardisierte Testverfahren und die meisten nicht-standardisierten Prüfverfahren - die Möglichkeit, linguistisches Dekodieren zu erfassen. Kontextuelle Hinweise sollten so weit wie möglich eingeschränkt werden, um rein sprachliche Fähigkeiten herauszufiltern.

In der Vorbereitung einer informellen Untersuchung des Sprachverstehens muß die Untersucherin zunächst die **linguistische Struktur** festlegen, die sie überprüfen möchte. Natürlich können in einer Situation auch mehrere Strukturen vorkommen. In der Überprüfung des Satzverstehens sollte ein Verstehen der verwendeten Wörter vorausgesetzt werden, um eine Vermischung von Wort- und Satzverstehen zu vermeiden. Bei einigen Strukturen, insbesondere bei Funktionswörtern, lassen sich Wort- und Satzverstehen jedoch nicht voneinander trennen; Konjunktionen und Präpositionen ergeben z. B. nur in einem Satzgefüge Sinn (s. 1.3.3). Die Untersuchung flektierter Verbformen muß ebenfalls in ein Satzgefüge eingebettet sein (z. B. „Das Glas fällt runter." versus „Das Glas ist runtergefallen."). Beispiele für eine Überprüfung des lexikalischen Dekodierens bei Verben und für eine Überprüfung des Verstehens bei Pronomen und Präpositionen findet sich in Punkt 4.3.2. Die Überprüfung des Textverstehens geht über das Erfassen des linguistischen Dekodierens hinaus, da die Fähigkeit zur Inferenzbildung (s. 1.3.4 und 2.3.4) untersucht wird. Aus diesem Grunde wird die Überprüfung des Textverstehens in Punkt 3.3.2 diskutiert.

Die verwendeten **Stimuli** sind sorgfältig auszuwählen und zu kontrollieren. Miller und Paul (1995:19) schlagen in Bezug auf die Überprüfung des Satzverstehens eine Orientierung an der Spontansprache des Kindes vor. Wenn das Kind nur Zwei- oder Dreiwortsätze äußert, sollten die Testsätze in der informellen Überprüfung des Sprachverstehens diese Länge nicht überschreiten. Sind die Testsätze zu lang, so läßt sich bei einem Nichtverstehen nur schwer differenzieren, ob dies an der Satzlänge oder der Komplexität der grammatischen Struktur liegt. Die Anzahl der Wörter im Satz ist jedoch nicht immer gleichzusetzen mit der Anzahl an Items, die im auditiven Kurzzeitgedächtnis gespeichert und verarbeitet werden müssen (Endres & Baur, 1999:65). So können Kinder den Satz „Gib mir den dicken Mann und den braunen Hund." aufgrund von Bündelungsstrategien und der Fähigkeit, Assoziationen zu bilden, leichter erfassen als den Satz „Gib mir den Hund, die Kuh, den Baum und das Auto.", obwohl jeder Satz jeweils vier Informationen gibt (ebd.). Allgemein gesagt sollten Sätze, die die zu überprüfende Struktur enthalten, so einfach wie möglich sein, um ein Nichtverstehen auf eine fehlende rezeptive Kontrolle der jeweiligen Struktur zurückführen zu dürfen. Um Defizite im morphosyntaktischen Dekodieren aufzudecken, sind die Testitems so zu wählen, daß sie nicht mit Hilfe von Verständnisstrategien (s. Tab. 1) interpretierbar sind.

Der **Prüfmodus** richtet sich nach dem Alter des Kindes und nach praktischen Gegebenheiten. Bei Drei- bis Vierjährigen hat sich das Bildauswahlverfahren als wenig reliabel erwiesen, weshalb für diese Altersstufe eher Objektauswahl- oder Objektmanipulationsverfahren bevorzugt werden sollten (Miller & Paul, 1995:39). In Anbetracht der unterschiedlichen Leistungen, die ein Kind in den verschiedenen Prüfmodi erbringen muß, erscheint es angebracht, zumindest zwei Untersuchungsmethoden zu kombinieren (s. 3.1).

Aufgrund fehlender Vorgaben führt die **Auswertung** informeller Prüfsituationen leicht zu Fehlinterpretationen. Paul (1995:44) erachtet eine dreimalige korrekte Interpretation einer sprachlichen Struktur, die insgesamt viermal wiederholt wurde, als ausreichend, um ein Zufallsergebnis auszuschließen. Eine Auswahl an kontrastierenden Stimuli verringert zusätzlich die Ratewahrscheinlichkeit, wenn das Kind in beiden Fällen die erwartete Reaktion zeigt (z. B. „Leg den Knopf zwischen den Teller und die Tasse." versus „Leg den Knopf neben den Teller und die Tasse."). Bei Bild- und Objektauswahlverfahren ist auf eine ausreichend große Auswahlmöglichkeit zu achten, wobei vier verschiedene Möglichkeiten die Untergrenze darstellen, um die Ratewahrscheinlichkeit zu verringern. Eine zu große Auswahl kann allerdings auch zu Unübersichtlichkeit und Verwirrung führen (s. Tab. 3). Die Beobachtung während der Prüfsituation stellt ein wichtiges Hilfsmittel für eine angemessene Bewertung der Sprachverständnisleistung dar. Hierbei bieten sich Videoaufnahmen als eine große Erleichterung für die Durchführung der Überprüfungssituation an. Oft beobachtet die Untersucherin in der Videoaufzeichnung Verhaltensweisen des Kindes, die Rückschlüsse auf die Bewertung zulassen (s. 3.1). Auf jeden Fall sollte sie vor der Prüfsituation ein Auswertungsblatt erstellen, in das die Antworten des Kindes eingetragen werden, da technische Pannen bzw. unbrauchbare Aufnahmen (Kind wechselt Sitzposition oder verdeckt Figuren mit der Hand etc.) bei Videoaufnahmen nicht auszuschließen sind.

Die **Interpretation** der informellen Prüfsituation stellt eine sehr schwierige Aufgabe dar. In der deutschsprachigen Literatur existieren nur vereinzelt Hinweise darauf, was ein Kind in welcher Entwicklungsstufe verstehen sollte (s.

Kap. 1). Aus diesem Grunde sind informelle Verfahren auch nicht als Ersatz, sondern als notwendige Ergänzung zu standardisierten Testverfahren zu verwenden. Gibt ein standardisierter Test Hinweise auf ein gestörtes Sprachverstehen, so kann dieses Defizit mit Hilfe von informellen Verfahren näher beschrieben werden. Die Beurteilung von Sprachverstehensleistungen ausschließlich durch informelle Verfahren läßt sich in einigen Fällen nicht vermeiden, da geeignete psychometrisch abgesicherte Verfahren fehlen (s. 3.2.1 und Kap. 4). Eine solche Bewertung setzt allerdings große diagnostische Erfahrung, ein gesichertes Wissen über die Entwicklung des Sprachverstehens und eine theoriegeleitete Vorgehensweise voraus.

3.3.2 Informelle Überprüfung der Verständnisstrategien, des Text- und Diskursverstehens sowie der Verständniskontrolle

Die Sichtweise des Sprachverstehens als multidimensionalen Prozeß (s. 1.1) stellt einen hohen Anspruch an die Diagnose. Neben der Fähigkeit des Dekodierens auf unterschiedlichen linguistischen Ebenen (s. 3.2 und 3.3.1) müssen auch perzeptive, kognitive und kommunikative Fähigkeiten untersucht werden. Die Diagnostik von perzeptiven und nonverbalen kognitiven Fähigkeiten verlangt eine andere Vorgehensweise als die Diagnostik sprachlicher Fähigkeiten und kann im Rahmen dieser Arbeit nicht diskutiert werden. Außerdem sind eindeutige Kausalzusammenhänge zwischen Perzeptions- und Kognitionsdefiziten sowie Sprachverständnisstörungen bei spezifischer Sprachentwicklungsstörung nicht bekannt, (s. Kap. 2), so daß Lautdiskriminations- und Intelligenzteste nur wenig Rückschlüsse auf die Sprachverständnisfähigkeiten eines einzelnen Kindes zulassen. Die Überprüfung des Sprachverstehens, die über die Untersuchung des linguistischen Dekodierens hinausgeht, erfaßt zum einen Verständnisstrategien, also die Nutzung von kontextuellen und kommunikativen Hinweisen oder Weltwissen für die Interpretation einer Äußerung. Zum anderen werden Text- und Diskursverstehen, also die Fähigkeit zur Inferenzbildung, untersucht. Für ältere Kinder bietet sich zudem an, die metalinguistische Fähigkeit zur Verständniskontrolle zu überprüfen.

Verständnisstrategien, die das Kind benutzt, können aus jeder Untersuchung des linguistischen Dekodierens abgeleitet werden. Es geht darum, die Liste der Wörter und Sätze, die das Kind nicht versteht, durch die qualitative Analyse kindlichen Fehlverstehens zu erweitern, um Einsicht in das „Wie" des kindlichen Sprachverstehens zu erlangen. In Bezug auf Wortverstehen ermöglicht eine solche qualitative Diagnose die Beschreibung des kindlichen Lexikonaufbaus.

So zeigen selbst zehnjährige sprachentwicklungsgestörte Kinder auf die Aufforderung „zeig mir die Tasse" statt dessen das Glas. Bei sehr schweren Störungen kann es vorkommen, daß alles, was in etwa trinkbare Flüssigkeit enthalten kann (Tasse, Glas, Flasche, Kanne), von der Bedeutung her nicht differenziert wird. (Gebhard et al., 1994:61)

Diese Übergeneralisierung von Wortbedeutungen läßt sich dann diagnostizieren, wenn im Bild- oder Objektauswahlverfahren eine möglichst große Auswahl innerhalb des gleichen Wortfeldes (z. B. Behälter für Flüssigkeit) angeboten wird. Die Untergeneralisierung von Wortbedeutung führt ebenso oft zu Mißverständnissen

Ein Junge reagierte z. B. bei der Bemerkung einer Therapeutin „Du hast aber Schwein gehabt" mit Empörung, weil er sich beschimpft fühlte. Er kannte den Begriff als Tiernamen und als Schimpfwort, nicht jedoch als anderes Wort für „Glück" (weitere Beispiele: „krabbeln" kann das Baby, nicht aber die Ameise; „verschmutzen" kann die Kleidung, nicht aber die Wand; ...). (Baur & Endres, 1999:320)

Zudem haben einige Wörter mehrere Bedeutungen, die abhängig sind vom Kontext, z. B. „scharf": ein scharfes Messer, ein scharfes Essen, scharf sehen, scharf aussehen, scharf schießen, scharf sein auf etwas (Endres & Baur, 2000:65). Ist dem Kind das Wort „scharf" nur im Sinne von „ein scharfes Messer" geläufig, so kann es die anderen Äußerungen nicht verstehen.

In einigen Fällen führen nicht semantische Unklarheiten sondern lautliche Ähnlichkeiten zu Mißverständnissen.

Beispielsweise sollte ein etwa zehnjähriger Junge die Wortreihe „Birne, Apfel, Pfirsich" aus dem HSET-Untertest WF um ein dazu passendes Wort ergänzen; das Kind sagte „Honig". Was zuerst wie ein begriffliches Problem wirkt, erscheint in einem ganz anderen Licht, wenn man annimmt, daß der Junge „Biene" statt „Birne" verstanden hat. (Gebhard et al., 1994:61)

Die beschriebenen Mißverständnisse lassen sich in der Diagnostik und im Alltag nur durch gezieltes Nachfragen klären. Zudem wird deutlich, daß bei Kindern mit Verdacht auf Sprachverständnisstörungen vor jeder Testdurchführung die Kenntnis der verwendeten Wörter sichergestellt werden muß.

In Bezug auf das Satzverstehen sollte die Untersucherin vor der Durchführung der informellen Prüfung jedes Testitem dahingehend analysieren, welche Strategien das Kind zur Lösung der Aufgabe anwenden könnte. Bei Bild- oder Objektauswahlverfahren bieten sich das Analysekriterium der semantischen oder grammatischen Abweichung an. Beispiele finden sich in IDIS (s. 3.2.1) und im SKSS (s. 3.2.2). Die Einbindung von Kontext oder Weltwissen kann dann durch die Analyse möglicher Verständnisstrategien erfaßt werden, wie es z. B. der PSST (s. 3.2.2) anstrebt.

Bei der Auswahl von Texten zur Überprüfung des **Text- und Diskursverstehens** sollten nach Endres & Baur (2000:66) die Länge des Textes, der Wortschatz (einfach oder differenziert), die Satzstrukturen (einfach oder komplex) und die Komplexität der Handlungsdarstellung (zeitlicher Aufbau, Perspektivenwechsel, etc.) Beachtung finden. Besonders kürzere Texte eignen sich meines Erachtens für die Überprüfung der Fähigkeit zur Inferenzbildung, da die Aufmerksamkeit der Kinder dann eher gesichert ist als bei längeren Texten. Da Kinder mit spezifischer Sprachentwicklungsstörung bei Bildergeschichten ebenso Schwierigkeiten zeigen wie beim Verstehen verbal dargebotener Texte (s. 2.3.4), eignen sich auch Bildergeschichten für die informelle Überprüfung des Textverstehens. Um die verbalen Anforderungen bei der Beantwortung von Fragen zu den Geschichten so gering wie möglich zu halten, sind als Prüfmodus insbesondere Ja/Nein-Fragen oder solche Fragen, die mit nur einem Wort beantwortet werden können, auszuwählen. Ein Beispiel für eine informelle Überprüfung des Text- und Diskursverstehens findet sich in Punkt 4.3.2.

Bei älteren Kindern läßt sich die Fähigkeit zur **Verständniskontrolle** oft spontan beobachten, wenn auf eine Äußerung z. B. ein fragender Blick oder andere Zeichen des Nichtverstehens folgen (s. 4.3.2). Um dieses Verhalten bewußt zu evozieren bietet es sich an, sinnlose oder zweideutige Anweisungen zu geben und die Reaktion des Kindes abzuwarten. Da die Fähigkeit zur Verständniskontrolle insbesondere für Kinder ab einem Alter von ungefähr sechs Jahren an Bedeutung gewinnt, soll dieser Bereich hier nicht näher erläutert werden. Interessierte Leserinnen und Leser finden in den Artikeln von Dollaghan und Kaston (1986) sowie Skarakis-Doyle und Mullin (1990) weitere Informationen zur Diagnostik und Therapie von Verständniskontrolle bei spezifischer Sprachentwicklungsstörung (vgl. auch 1.3.5 und 2.3.5).

3.4 Zusammenfassung und Auswertung

Die Zusammenstellung der für Kindergarten- und Vorschulkinder geeigneten Diagnoseverfahren läßt den Schluß zu, daß die Auswahl an Verfahren, die im deutschsprachigen Raum zur Überprüfung des Sprachverstehens herangezogen werden können, sehr gering ist. In der Bewertung erweisen sich zudem nur wenige Verfahren als (bedingt) empfehlenswert; diese sind in Tabelle 16 aufgelistet. Die Auswahl eines Verfahrens richtet sich nach der diagnostischen Zielsetzung, dem diagnostischen Schwerpunkt und dem Alter des Kindes. Tabelle 16 gibt einen Überblick über diese Kriterien und kann so als Leitfaden für die diagnostische Überprüfung des Sprachverstehens verwendet werden. Ein Kreuz in der Zeile des entsprechenden Tests gibt den diagnostischen Schwerpunkt bzw.

die diagnostische Zielsetzung an. Die Angaben für den PPVT-R und IDIS wurden in Klammern gesetzt, da (noch) keine Normierungen vorliegen. Der PSST genügt testdiagnostischen Gütekriterien nicht (s. 3.2.2) und erlaubt deshalb keine Differentialdiagnose sondern nur eine sehr vorsichtige Orientierung.

Diagnose-verfahren	Alters-bereich	Diagnostischer Schwerpunkt				Diagnostische Zielsetzung	
		Wort-verstehen	Verständ-nis-strategien	Satz-verstehen	Text- und Diskurs-verstehen	Differen-tial-diagnose	Förder-diagnose
VS aus HSET	3-10			x		x	
MM aus IDIS	4-6			x		(x)	
Teil A aus PSST	4-8		x	x			x
PPVT-R	ab 2	x				(x)	
SKSS	6-8			x			x
IVÜS	4-8			x			x
Geschich-tentest	4-6				x		x

Tab. 16: Leitfaden für die diagnostische Überprüfung des Sprachverstehens

Es fällt auf, daß für die differentialdiagnostische Überprüfung des Sprachverstehens lediglich der Untertest VS aus dem HSET zur Verfügung steht (vgl. Noterdaeme et al., 1998:259). Aber auch der Untertest VS sollte nur mit großer Vorsicht eingesetzt werden, da die geringe Anzahl an Testitems sowie die vorläufige und bereits zwanzig Jahre alte Normierung keine gesicherten Rückschlüsse auf Sprachverständnisleistungen zulassen. Eine differentialdiagnostische Überprüfung des Wort-, Text- und Diskursverstehens ist beim heutigen Stand der Diagnostik nicht möglich. Insgesamt gesehen besteht also ein großer Bedarf an diagnostischen Mitteln zur Erfassung des Sprachverstehens bei spezifischer Sprachentwicklungsstörung, insbesondere für den Altersbereich der Drei- bis Vierjährigen.

Außerdem muß ausdrücklich hervorgehoben werden, daß die Durchführung eines einzelnen Testverfahrens für eine umfassende Überprüfung des Sprachverstehens bei spezifischer Sprachentwicklungsstörung nicht ausreicht. Zum einen untersucht jedes Test- und Prüfverfahren - je nach diagnostischem Schwerpunkt - nur einen kleinen Ausschnitt aus dem komplexen Prozeß des Sprachverstehens, zum anderen treten selbst bei Verfahren mit gleichem diagnostischem Schwerpunkt erhebliche Diskrepanzen in den Ergebnissen auf. So stellen z. B. Noterdaeme et al. (1998:258) fest, daß in einer Gruppe von zwanzig Kindern, die im Untertest VS des HSET alle einen T-Wert unter 30 erzielen, vierzehn dieser Kinder im Logopädischen Sprachverständnistest LSVT (der Vorgängerversion des PSST) einen T-Wert erhalten, der auf eine normale Sprachverständnisfähigkeit hinweist. Die Abhängigkeit der Diagnosestellung von den verwendeten Testverfahren spiegelt sich auch in der Diskussion um die Unterscheidung von rein expressiven und rezeptiven Sprachentwicklungsstörungen wider (s. 2.1 und 2.3.6).

Die Erstellung informeller Prüfsituationen, die aufgrund fehlender Test- und Prüfverfahren unerläßlich scheint, scheitert erfahrungsgemäß oft am Zeitaufwand und an Unsicherheiten bezüglich der Testaufgaben und ihrer Interpretation. Zudem läßt sich das hohe Risiko, informelle Prüfsituationen falsch zu interpretieren, nicht abstreiten.

In Kapitel 4 soll die diagnostische Überprüfung des Sprachverstehens bei dem vierjährigen Kevin (Name von der Verfasserin geändert) exemplarisch dargestellt werden, um eine mögliche Vorgehensweise zu veranschaulichen und die notwendige Diskussion über rezeptive Fähigkeiten bei spezifischer Sprachentwicklungsstörung anzuregen.

> Untersucherin: „Die Kinder sind im Garten. Sie spielen Verstecken. Der Vater spielt mit. Wo ist der Vater?"
> Kevin: „Spinnen."
> Untersucherin: „Der Vater spielt mit?"
> Kevin: „Spinnen".
> Untersucherin: „Und wo ist der Vater?"
> Kevin: „Hier." (Kevin zeigt vor sich auf den Tisch.)

4 Fallbeispiel: Kevin

4.1 Anamnese und bisheriger Therapieverlauf

Kevin ist zum Zeitpunkt der Untersuchung 4;11 Jahre alt. Er hat eine ältere Schwester, die in die Grundschule geht. Die Mutter arbeitet als Erzieherin und der Vater hat sich vor einigen Jahren selbständig gemacht. Die Familiensituation wird von der Sprachtherapeutin und den Erzieherinnen des Sprachheilkindergartens, den Kevin seit einem Jahr besucht, als stabil bezeichnet. Kevin hat erst mit ungefähr drei Jahren angefangen zu sprechen. Vor Aufnahme in den Sprachheilkindergarten werden alle Kinder psychologisch und audiologisch untersucht; bei Kevin bestanden in diesen Bereichen keine Auffälligkeiten. In der ausführlichen Eingangsdiagnostik des Sprachheilkindergartens stellte die Sprachtherapeutin bei Kevin, der zu diesem Zeitpunkt 4;0 Jahre alt war, eine spezifische Sprachentwicklungsstörung fest. Trotz einer stark ausgeprägten Sprechfreude war er in seiner Spontansprache vollkommen unverständlich. Die visuelle Wahrnehmung erwies sich nach dem „Frostigs Entwicklungstest der visuellen Wahrnehmung" (Lockowandt, 1976) als stark eingeschränkt. Auf lautlicher Ebene wurde bei Kevin eine phonetisch-phonologische Aussprachestörung diagnostiziert. In der Therapiesituation beherrscht er mittlerweile alle Laute und hat bei der Unterscheidung von Minimalpaaren keine Probleme. Ein Transfer in die Spontansprache findet jedoch nur sehr langsam statt. Nach einer phonologischen Analyse konnte die Sprachtherapeutin keine eindeutigen phonologischen Prozesse identifizieren, die Substitutionen und Elisionen von Lauten scheinen bei Kevin eher unsystematisch zu sein. Im „Aktiven Wortschatztest für drei- bis sechsjährige Kinder" (Kiese, 1979) erzielte Kevin in der Eingangsdiagnostik einen Prozentrang von 1,4%. Der „Aktive Wortschatztest" wurde zehn Monate später noch einmal wiederholt. Kevin konnte sich etwas verbessern (Prozentrang 2,43%), sein Wortschatz weist aber immer noch starke Einschränkungen auf. Weitere sprachliche Defizite zeigen sich insbesondere im Bereich der Syntax. Kevin hatte zum Zeitpunkt der Eingangsdiagnostik die Verb-Zweitstellung noch nicht erworben und benutzte keine Präpositionen, keinen Plural und keine Adjektive in der Spontansprache. Zum Zeitpunkt der in diesem Kapitel beschriebenen Sprachverständnisuntersuchung bildet Kevin bereits Drei- und Mehrwortsätze, die in den meisten Fällen auch gut verständlich sind. Eine detailliertere Beschreibung der Sprachproduktion folgt in Punkt 4.2. Die Schwerpunkte der bisher durchgeführten Sprachtherapie, die zweimal wöchentlich stattfindet, lagen im Bereich des Wortschatzes, der auditiven Lautdiskrimination und der Arbeit mit Minimalpaaren. Das Sprachverstehen wurde mit dem Dysgrammatiker-Prüfmaterial (s. 3.2.2) untersucht, wobei sich keine Auffälligkeiten zeigten. Dieses Ergebnis überrascht nicht, da sich das Dysgrammatiker-Prüfmaterial nach eingehender Betrachtung in Punkt 3.2.2 als unbrauchbar für die Überprüfung des Sprachverstehens bei spezifischer Sprachentwicklungsstörung erwiesen hat. Nach Angaben der Sprachtherapeutin und der Mutter hat Kevin deutliche Schwierigkeiten beim Verstehen von komplexen Satzstrukturen. Die Mutter weist darauf hin, daß sie z. B. Schwierigkeiten in der Unterscheidung von „vorne", „hinten", „oben" und „unten" beobachtet habe.

4.2 Beschreibung der Sprachproduktion

Die sprachproduktiven Fähigkeiten Kevins sollen aus zwei Gründen relativ ausführlich beschrieben werden. Zum einen gewährleistet - wie schon mehrfach betont wurde - nur die Berücksichtigung der verschiedenen Performanzmodalitäten eine umfassende Einschätzung der kindlichen Sprachfähigkeiten. Zum anderen eignet sich ESGRAF (s. 3.2.2) aufgrund seiner spielerischen Durchführung für den Erstkontakt und wird deshalb zu Beginn der Sprachverständnisüberprüfung eingesetzt. ESGRAF analysiert schwerpunktmäßig die Sprachproduktion, allerdings ergeben sich in einigen Situationen auch Hinweise auf rezeptive Fähigkeiten, weshalb die Vorstellung der Untersuchungsergebnisse auch aus diesem Grund sinnvoll erscheint. Ein ausführliches Transkript der Sprachdiagnose mit ESGRAF und die Auswertung der morphosyntaktischen Analyse sind im Anhang beigefügt.

Kevin verfügt teilweise über das Prinzip der Subjekt-Verb-Kongruenz, Unsicherheiten lassen sich noch in der Markierung der 2. Person Singular erkennen (s. Anhang Äußerung Nr. 22, Nr. 26 und Nr. 141). Die Partizipbildung ist in einigen Fällen korrekt, zweimal verwendet er das falsche Hilfsverb (Nr. 73, Nr. 74) und einmal gelingt ihm die Bildung des Partizips nicht (Nr. 131). Kevin verwendet den Akkusativ in den richtigen Kontexten, Dativkonstruktionen konnten nicht evoziert werden. Der Anteil korrekter Pluralmarkierungen liegt unter 50 % und entspricht damit dem Leistungsstand eines Dreijährigen (vgl.

Motsch, 1999:29). Die Verb-Zweitstellung hat Kevin größtenteils erworben, zeigt aber auch hier noch Unsicherheiten (Nr. 76). Ein sehr auffälliges syntaktisches Defizit manifestiert sich in der Auslassung von Pronomen in der Subjektstellung bei Fragen (Nr. 11, Nr. 22, Nr. 26, Nr. 134, Nr. 136, Nr. 141). Desweiteren läßt Kevin dreimal das Verb (Nr. 89, Nr. 95, Nr. 147) aus. Insgesamt zeigt sich bei Kevin ein inhomogenes Bild der sprachproduktiven Entwicklung. Vor dem Hintergrund der vorliegenden Auswertung stellen die Festigung der Numerusmarkierungen, der Subjekt-Verb-Kongruenz und der Verb-Zweitstellung wichtige Therapieziele dar. Die Auslassungen der Pronomen in Subjektstellung bilden einen Ansatzpunkt für eine weitere sprachrezeptive Untersuchung mit der Fragestellung, ob Kevin einfache Pronomen im Nominativ versteht.

Einige Hinweise auf rezeptive Fähigkeiten ergeben sich in der ersten Spielsequenz von ESGRAF, in der sich die Familie vorstellt (s. Anhang). Kevin versteht den Relativsatz „Der Mann, der hinter dem Stuhl steht." nicht. Statt dessen geht er zu der Spielfigur, die neben dem Stuhl steht. Hier stellt sich nun die Frage, ob die Aufgabenanforderung - wie in den Auswertungsrichtlinien von ESGRAF behauptet wird - tatsächlich das Verstehen des Relativsatzes untersucht. Die Fehlinterpretation dieses Satzes läßt ebenso den Rückschluß auf ein fehlendes Verständnis der Präposition „hinter" zu. Dieser Verdacht wird im Falle Kevins durch die Beobachtung der Mutter (s. 4.1), daß Kevin Ortsbestimmungen nicht unterscheiden kann, erhärtet. In der dritten Spielsequenz von ESGRAF, dem Versteckspiel (s. Anhang), werden zu Beginn die möglichen Verstecke besprochen. Kevin führt lediglich die Anweisung: „Versteck dich unter dem Stuhl!" korrekt aus. Die Anweisungen, sich „hinter", „auf" und „vor" dem Stuhl zu verstecken, führt er nicht aus, so daß eine weitere Überprüfung des Sprachverstehens dringend erforderlich erscheint (s. 4.3).

In dieser Spielsequenz kommt es außerdem zu einem Mißverständnis zwischen Kevin und der Untersucherin, daß mit großer Wahrscheinlichkeit auf ein fehlendes Verstehen der Spielregeln des Versteckspiels zurückgeht. Kevin soll raten, wo das Auto versteckt ist. Auf die Aufforderung: „Wohin habe ich das Auto gestellt?" gibt er keine Antwort, sondern wiederholt die Frage der Untersucherin bruchstückhaft (Nr. 103). Die Vermutung liegt nahe, daß Kevin die Frage nicht verstanden hat oder zumindest nicht weiß, was er antworten soll. Die gleiche Verhaltensweise zeigt Kevin in der selben Spielsequenz noch viermal (Nr. 105, Nr. 107, Nr. 109, Nr. 116). Nach Mathieu (1998:103) sind direkte Repetitionen des Gehörten - insbesondere wenn sie über längere Zeit hinweg produziert werden - klarer Ausdruck eines mangelnden Sprachverständnisses.

4.3 Überprüfung des Sprachverstehens

Die diagnostische Überprüfung des Sprachverstehens erfolgt bei Kevin an drei aufeinanderfolgenden Tagen in jeweils einer Sitzung mit einer Dauer von ungefähr 30 Minuten. Daraus ergibt sich eine Durchführungszeit von 90 Minuten. Die erste Sitzung dient nach einer kurzen Aufwärmphase (freies Spiel zum Kennenlernen) zur Erfassung der Sprachproduktion mittels ESGRAF (s. 4.2) und einer ersten Überprüfung des Sprachverstehens anhand des Untertests VS aus dem HSET (s. 4.3.1). In der zweiten Sitzung kommen publizierte Test- und Prüfverfahren zum Einsatz (s. 4.3.1). Für die dritte Sitzung werden informelle Prüfsituationen erstellt (s. 4.3.2). Die eigentliche Sprachverständnisuntersuchung beansprucht also eine Dauer von ungefähr 60 Minuten, was dem Zeitrahmen entspricht, den R. Endres (persönliche Mitteilung, 16.06.2000) empfiehlt.

4.3.1 Test- und Prüfverfahren

Als Einstieg für die diagnostische Überprüfung des Sprachverstehens dient der Untertest VS aus dem HSET (s. 3.2.1), da mit diesem Verfahren ein vorsichtiger Vergleich zur Altersnorm möglich ist. In der darauffolgenden Sitzung werden der Untertest MM aus IDIS (s. 3.2.1) und der Untertest VH aus dem PSST (s. 3.2.2) durchgeführt. IDIS bietet als einziges Verfahren für den Altersbereich der Vier- bis Fünfjährigen die Möglichkeit, morphologisches und syntaktisches Dekodieren anhand eines Bildauswahlverfahrens zu überprüfen. Der Pizzamiglio (s. 3.2.2) wird aufgrund der hohen Ratewahrscheinlichkeit bei nur zwei dargebotenen Bildern nicht in die Untersuchungsreihe mit aufgenommen. Mit der Durchführung des PSST ist die Absicht verbunden, mögliche Verständnisstrategien, die Kevin benutzt, detaillierter zu analysieren.

Der Untertest VS aus dem HSET: In der Instruktionsphase des VS fällt auf, daß Kevin das Wort „anstoßen" in der Beispielaufgabe „Das Pferd stößt den Elefanten an." nicht ausagiert. Die Untersucherin spielt den Satz vor und wählt noch einige zusätzliche, frei erfundene Beispielsätze aus, um ein Verstehen des erlernten Wortes „anstoßen" abzusichern. Da die Testaufgaben neun und elf des VS den Begriff „anstoßen" beinhalten, ist die Kenntnis dieses Begriffs unbedingte Voraussetzung für die zielgerichtete Untersuchung des Verstehens grammatischer Strukturen. Die Testergebnisse sind in Tabelle 17 aufgeführt.

Testsatz	Bewertung
	+ = richtige Ausführung − = falsche Ausführung
1. Laß das kleine Kind zu dem Schaf gehen.	+
2. Die Katze wird von dem Jungen gefangen.	−
3. Waldi erlaubt, daß Mümmel sich hinlegt.	+
4. Das Mädchen wird von dem Jungen gewaschen.	−
5. Pussi läßt Waldi auf den Klotz springen.	−
6. Die Ente wackelt weg, bevor das Schaf umfällt.	+
7. Nachdem das Pferd rennt, springt der Elefant.	−
8. Die Mutter wird von dem kleinen Kind gewaschen.	−
9. Der Elefant, der den Hasen streichelt, stößt den Esel an.	−
10. Waldi erlaubt, daß Pussi Mümmel streichelt.	−
Nach vier aufeinanderfolgenden falsch gelösten Aufgaben wurde der Test an dieser Stelle abgebrochen.	

Tab. 17: Ergebnisse des Untertests VS aus dem HSET

Bei einem Rohwert von drei Punkten erhält Kevin einen T-Wert von 38, das entspricht einem Prozentrang von 11,51%. Da das Testergebnis eine Standardabweichung unter der Altersnorm liegt, kann dies unter großem Vorbehalt (s. 3.4) als ein Hinweis auf ein Sprachverständnisdefizit gewertet werden. Die qualitative Analyse der falsch gelösten Aufgaben macht zudem deutlich, daß Kevin sich sehr stark an einer Wortreihenfolge-Strategie orientiert. In Testsatz 2 läßt er die Katze den Jungen fangen, obwohl dies dem Weltwissen eher widerspricht. Dies könnte ein Hinweis darauf sein, daß Kevin in der Lage ist, erste syntaktische Hinweise (nämlich die Wortreihenfolge) zu verstehen und sich so vom kontext- bzw. wissensabhängigen Satzverstehen zu lösen (s. Tab. 1, 2.3.2 und 2.3.3). Den neutralen Passivsatz 4 und den unwahrscheinlichen Passivsatz 8 deutet er auch mittels einer Wortreihenfolge-Strategie; er zeigt, wie das Mädchen den Jungen wäscht bzw. wie die Mutter das Kind wäscht. In Testsatz 10 beschränkt sich Kevin auf das Ausagieren des ersten und der letzten beiden Worte, er zeigt wie Pussi Mümmel streichelt. Bei Testsatz Nr. 5 springen beide Tiere über den Klotz. Im weiteren Verlauf der Untersuchung sollen Kevins Sprachverständnisschwierigkeiten näher beschrieben werden.

Der Untertest MM aus IDIS: Kevin kann vor der Durchführung des Untertests MM alle Figuren, Tiere und Gegenstände, die auf den Bildern dargestellt sind, benennen. Während des Tests arbeitet er sehr konzentriert und schaut sich die Bilder genau an. Die Ergebnisse finden sich in Tabelle 18.

Testsatz	Bewertung
	+ = richtiges Bild − = falsches Bild
1. Der Hase hat die Möhre gefressen.	+
2. Das Mädchen hat den Saft getrunken.	+
3. Die Katze wird von der Maus gejagt.	−
4. Den Mann holt die Frau mit dem Auto ab.	−
5. Er rennt hinter ihr her.	−
6. Der Junge wird von dem Mädchen getragen.	−
7. Der Hund geht zu ihnen.	+
8. Der Frau bringt der Mann die Bohrmaschine.	−

Tab. 18: Ergebnisse des Untertests MM aus IDIS

Kevin löst drei Aufgaben richtig. Da für MM keine Normierung vorliegt, besteht lediglich die Möglichkeit, diesen Wert mit den mittleren Aufgabenwerten aus den Voruntersuchungen von IDIS zu vergleichen (s. 3.2.1). Ein Risikowert für Vierjährige ist für MM aufgrund der zu geringen Stichprobengröße nicht angegeben. Der Risikowert für Fünfjährige liegt bei 3. Da Kevin bei drei Testsätzen die korrekten Bilder ausgewählt hat, aber noch nicht zu der Altersgruppe der Fünfjährigen zählt, läßt das quantitative Testergebnis kaum Rückschlüsse auf Kevins Sprachverstehensleistungen zu. In der qualitativen Analyse fällt jedoch auf, daß Kevin den Testsatz 5 nicht richtig löst, obwohl dieser Satz nach den Voruntersuchungen zu IDIS als das leichteste Item eingestuft wird (ebd.:105). Kevin zeigt nicht auf das korrekte Bild „Er rennt hinter ihr her.", sondern auf ein Bild mit der Bedeutung „Sie rennt hinter ihr her.". Es drängt sich die Vermutung auf, daß Kevin nicht zwischen den Personalpronomen unterscheiden kann. Vor diesem Hintergrund erscheint die Abklärung des Verstehens von Personalpronomen sinnvoll (s. 4.3.2). Weitere Schwierigkeiten bestehen bei Kevin im Verstehen von Kasusmarkierungen (Testsätze 4 und 8), deren Unterscheidung bei Vierjährigen aber auch noch nicht erwartet werden kann (ebd.:106) und in der korrekten Interpretation von Passivkonstruktionen. Bei Testsatz 3 wählt er das Bild, auf dem die Katze die Maus jagt. Diese Interpretation läßt, ähnlich wie in der Durchführung des VS aus dem HSET, die Verwendung einer Wortreihenfolge-Strategie vermuten. Allerdings macht Kevin durch langes Überlegen und eine sichtbare Unentschlossenheit einige Zweifel an seiner Wahl deutlich. Die zweite Passivkonstruktion, Testsatz 6, interpretiert er zunächst auch mittels einer Wortreihenfolge-Strategie („Der Junge trägt das Mädchen." anstatt „Der Junge wird von dem Mädchen getragen."). Einen Augenblick später zeigt er mit einem zweifelnden Blick auf das richtige Bild, um sich zuletzt dann doch wieder für die erstgewählte Fehlinterpretation zu entscheiden. Diese Unsicherheiten, die sich in der Videoaufnahme gut beobachten lassen, sind meines Erachtens so zu deuten, daß Kevin auf dem Weg ist, sich von einer strikten Wortreihenfolge-Strategie zu lösen und so Passivstrukturen korrekt verstehen zu können. Da das Verstehen von Passivsätzen von den meisten Diagnostikerinnen erst ab einem Alter von ungefähr fünf Jahren erwartet wird (R. Endres, persönliche Mitteilung, 16.06.2000), besitzt Kevin hier die Möglichkeit, in diesem Bereich seine rezeptiven Fähigkeiten altersgemäß zu entwickeln. Dies trifft mit großer Wahrscheinlichkeit ebenso auf das Verstehen von Verben in der Perfektform zu, was sich in der korrekten Interpretation der Testsätze 1 und 2 manifestiert.

Der Untertest VH aus dem PSST: Auf eine kurze spielerische Einführungsphase, in der Kevin sich mit den Spielfiguren vertraut macht, folgt die Darbietung der Testsätze, die zusammen mit den Ergebnissen in Tabelle 19 aufgeführt sind. Mit drei richtig ausagierten Testsätzen erzielt Kevin ein sehr schwaches Ergebnis. Selbst wenn man die Sätze als richtig bewertet, bei denen Kevin zwar einzelne Teile wegläßt aber die restlichen Satzteile richtig interpretiert (Testsätze 4, 6, und 14), liegt er mit einem Punktwert von 6 deutlich unter der Altersnorm. In der qualitativen Analyse tritt - wie schon in den beiden vorangegangenen Prüfverfahren- eine sehr rigide Wortreihenfolge-Strategie zu Tage. Die strikte Berücksichtigung der Wortreihenfolge führt in Verbindung mit Auslassungen zu massiven Fehlinterpretationen.

In Satz 7 zeigt Kevin z. B., wie das Mädchen auf den Turm steigt. Vergleicht man diese Handlung mit dem vorgegebenen Testitem, läßt sich zurückverfolgen, welche Wörter Kevin aus dem Gehörten herausfiltert und welche Wörter er zu einem neuen Satz mit einer anderen Bedeutung wieder zusammensetzt, in diesem Falle nämlich „Mädchen" und „steigt auf den Turm". Eine ähnliche Analyse bietet sich für Testsatz 9 an. Kevin läßt die Eltern tanzen, ohne daß sie sich vorher umarmt haben oder die beiden Kinder involviert sind. In dem am darauffolgenden Tag durchgeführten informellen Wortverständnistest (s. 4.3.2) bestätigt sich die Vermutung, daß Kevin die Bedeutung von „umarmen" nicht eindeutig erfaßt hat. In diesem Fall beeinflußt also ein gestörtes Wortverstehen das Satzverstehen. Selbstkritisch ist an dieser Stelle anzumerken, daß eine Überprüfung der Wörter, die im PSST Verwendung finden, vor der Durchführung des PSST angebracht gewesen wäre (s. 3.3.1). Da dies nicht geschehen ist, kann in diesem Fall defizitäres Wortverstehen von defizitärem Satzverstehen nicht getrennt werden. Kevins schlechtes Ergebnis in dieser Überprüfung des Satzversehens könnte demnach auch auf einen eingeschränkten passiven Wortschatz zurückzuführen sein. In den Sätzen 2 und 5 wird deutlich, daß Kevin auch bei den Orts- bzw. Richtungsbestimmungen „über" und „um...herum" Schwierigkeiten zeigt, da er den Vogel auf das Hausdach fliegen und den Jungen mit dem Hund zwar zum Turm, aber nicht um den Turm herum rennen läßt.

Testsatz	Bewertung
	+ = richtige Ausführung – = falsche Ausführung
1. Der Vater geht in den Garten.	+
2. Der Vogel fliegt über den Turm auf das Hausdach.	–
3. Der Baum steht zwischen dem Garten und dem Haus.	+
4. Im Haus sind die Mutter und das Mädchen mit dem Ball.	–
5. Der Bub rennt mit dem Hund um den Turm herum.	–
6. Das Mädchen bringt dem Hund den Ball und streichelt ihn.	–
7. Die Mutter begleitet das Mädchen zum Garten und steigt auf den Turm.	–
8. Bevor die Mutter in den Garten geht, winkt sie dem Vater zu.	–
9. Die Mutter und der Vater umarmen sich, dann tanzen das Mädchen und der Junge.	–
10. Der Hund springt, weil ihm der Junge den Ball wegnehmen möchte.	+
11. Der Vater kommt zum Haus und macht mit dem Hund einen weiten Spaziergang.	–
12. Der Junge wird von dem Mädchen umgestoßen.	–
13. Während der Hund hinter den Turm rennt, fliegt der Vogel auf den Baum.	–
14. Alle, nur das Mädchen nicht, suchen den Hund.	–
15. Bevor die Mutter unter den Baum geht, schaut sie zum Mädchen, das auf den Turm gestiegen ist.	–
16. Der Junge muß mit dem Vater ins Haus, weil er den Ball mit dem Fuß in den Garten geschossen hat.	–

Tab. 19: Ergebnisse des Untertests VH aus dem PSST

In den Sätzen 8, 11, 12, 13, 15 und 16 spielt Kevin zunächst das, was an erster Stelle im Satz steht, er hält sich also an die Wortreihenfolge-Strategie. Interessanterweise hat er in Satz 12 keine Schwierigkeiten, das Verb „umstoßen" auszuführen, obwohl er noch einen Tag zuvor die Bedeutung von „anstoßen" (s. 4.3.1) nicht kannte.

4.3.2 Informelle Prüfsituationen

Vier informelle Prüfsituationen ergänzen die Untersuchung des Sprachverstehens bei Kevin. Die erste Prüfsituation dient zur Abklärung des Text- und Diskursverstehens. Da der Geschichtentest (s. 3.2.2) lediglich darüber Aufschluß gibt, ob ein sechsjähriges Kind im Textverstehensprozeß zur Inferenzbildung fähig ist, erstellt die Untersucherin für Kevin kürzere und weniger komplexe Texte. Mit den anderen drei Prüfsituationen soll Kevins Verständnis für Verben, Pronomen und Präpositionen untersucht werden. Alle drei Prüfsituationen basieren auf den Ergebnissen der bereits durchgeführten Verfahren. In der Instruktionsphase von VS des HSET (s. 4.3.1) fällt auf, daß Kevin das Verb „anstoßen" nicht versteht. Da sein aktiver Wortschatz ebenfalls große Einschränkungen aufweist (s. 4.1) und defizitäres Wortverstehen vermutlich das Ergebnis des PSST (s. 4.3.1) beeinflußt hat, erscheint die Abklärung des passiven Grundwortschatzes für Verben sinnvoll. Der PPVT-R (s. 3.2.2) wird aufgrund der fehlenden Auswertungsmöglichkeiten bewußt nicht zur Überprüfung des passiven Wortschatzes eingesetzt. In Bezug auf das Verstehen von Pronomen hat die qualitative Auswertung von IDIS (s. 4.3.1) Hinweise auf Unsicherheiten in der Unterscheidung von „er" und „sie" erbracht. Zudem läßt Kevin nach der Sprachproduktionsanalyse von ESGRAF alle Pronomen aus. Erst mit der Gewißheit, daß Kevin rezeptive Kontrolle über die Verwendung von Pronomen gewonnen hat, kann der langsame Abbau der Auslassungen in der Spontansprache als Therapieziel formuliert werden (s. 3.3, vgl. Miller & Paul, 1995:10). Präpositionen scheinen nach Aussage der Mutter ein besonderes Problem für Kevin darzustellen. In der Durchführung von ESGRAF (s. 4.2) und IDIS (s. 4.3.1) versteht Kevin die Mehrzahl der Präpositionen falsch. Aus diesem Grund wird die Überprüfung von Präpositionen in einer informellen Prüfsituation noch einmal wiederholt und erweitert.

Informelle Überprüfung des Textverstehens: Als Vorlage für die Erstellung von kurzen Texten zur Überprüfung des Text- und Diskursverstehens bzw. der Fähigkeit zur Inferenzbildung dienen Vorschläge von Miller und Paul (1995:121). Die Untersucherin erzählt Kevin insgesamt sechs kurze Geschichten und stellt im Anschluß an jede Geschichte eine logische Verknüpfungsfrage. Die Geschichten und Kevins Antworten sind in Tabelle 20 zusammengefaßt.

Die Auswertung der informellen Überprüfung des Text- und Diskursverstehens gestaltet sich als sehr schwierig. Lediglich die Antwort auf Geschichte drei kann ohne Einschränkungen als korrekt gewertet werden (sprachproduktive Defizite spielen in der Auswertung selbstverständlich keine Rolle, s. 3.3.2). Die Fragen zu den Geschichten 1 und 2 beantwortet Kevin zwar auch richtig, er gibt aber eine Begründung, die aus der Geschichte nicht ersichtlich ist, nämlich daß die Kinder auf Anweisung der Mutter gehandelt hätten. Möglicherweise verwendet Kevin die Strategie, Erklärungen, die er sich nicht aus dem Kontext erschließen kann, durch frei erfundene Erklärungen zu ersetzen. Diese Strategie tritt in der Regel bis zu einem Alter von dreieinhalb Jahren gehäuft auf (s. Tab. 1). Die Antwort auf Geschichte 4 bleibt trotz einer Nachfrage der Untersucherin unverständlich, da die Bedeutung des von Kevin geäußerten Wortes „spinnen" im vorliegenden Kontext keinen Sinn ergibt. Ob Kevin das Wort „spielen" oder „spielt mit" nicht versteht oder ob er beim Verstecken spielen im Garten schon einmal „Spinnen" gesehen hat, bleibt spekulativ. Die wiederholte Frage nach dem Aufenthaltsort des Vaters kann Kevin nicht beantworten.

Geschichte	Kevins Reaktion
1. „Jan geht spazieren. Er tritt in Glasscherben. Jan muß sofort ins Krankenhaus. Hat Jan Schuhe angehabt?" „Warum nicht?"	 Kevin schüttelt den Kopf. „Mutter hat gesagt: Nein."
2. „Heute ist es sehr heiß. Martina packt ihre Badesachen ein. Sabine möchte auch mitkommen. Wohin gehen Martina und Sabine?"	 „Ins Schwimmbad. Die spielen Schwimmen. Die Mutter sagt, heute ist schwimmen."
3. „Martin möchte Bonbons kaufen. Er hat kein Geld. Er geht zu seiner Mutter. Was sagt Martin zu seiner Mutter?"	 „Darf bitte Geld? Will Bonbons kaufen."
4. „Die Kinder sind im Garten. Sie spielen Verstecken. Der Vater spielt mit. Wo ist der Vater?" „Der Vater spielt mit?" „Und wo ist der Vater?"	 „Spinnen." „Spinnen." „Hier." (Kevin zeigt vor sich auf den Tisch.)
5. „Anna hat Hunger. Sie geht in die Küche. Was macht Anna in der Küche?"	 „Bonbons stecken."
6. „Sarah ist kalt. Sie geht zu ihrem Schrank. Was holt Sarah aus dem Schrank?"	 „Spielsachen".

Tab. 20: Informelle Überprüfung des Text- und Diskursverstehens

Er bezieht sich in seiner Antwort nicht auf den Geschichtenkontext, sondern reagiert eher mechanisch auf die Frage „Wo?" mit dem Wort „Hier!" und zeigt dabei auf einen unbestimmten Punkt auf dem Tisch. Vor diesem Hintergrund wird diese Aufgabe als nicht gelöst bewertet.

In Bezug auf Geschichte 5 bleibt unklar, was Kevin mit „Bonbons stecken." meint, diese Antwort kann deshalb nicht bewertet werden. In Geschichte 6 bildet er eindeutig eine falsche Inferenz, weshalb diese Aufgabe als nicht gelöst zählt. Eine richtige, zwei falsche und drei unklare Inferenzbildungen lassen keine konkrete Aussage über Textverstehensfähigkeiten zu. Als Ergebnis dieser informellen Prüfsituation kann jedoch formuliert werden, daß das Text- und Diskursverstehen bei Kevin auf jeden Fall weiter beobachtet werden sollte.

Informelle Überprüfung des Wortverstehens: Zur Überprüfung des passiven Verbwortschatzes werden 23 Seiten des PPVT-R (s. 3.2.2) ausgewählt. Jede Seite zeigt vier Bilder mit verschiedenen Tätigkeiten. Es werden jeweils eine oder zwei Tätigkeiten abgefragt, wobei sich einige Zielwörter mit anderen Abbildungen wiederholen. Die Ergebnisse finden sich in Tabelle 21. Die Anordnung in der Tabelle macht deutlich, welche Zielwörter auf jeweils einer Seite abgebildet sind.

Kevin wählt 29 passende Bilder zu den vorgegebenen Verben und verbessert seine Wahl bei vier Bildern spontan. Er kennt also den Großteil der genannten Wörter. Unsicherheiten zeigt er bei dem Verb „rollen". Die Assoziation zu einem rollenden Autoreifen stellt er nach einer spontanen Selbstkorrektur her (Testitem 7), während er das Verb mit dem Bild eines rollenden Balls nicht in Verbindung bringt (Testitem 6). Desweiteren versteht Kevin die Verben „greifen", „fegen", „tanken", „reparieren", „rauchen" und „umarmen" nicht. Bei „greifen" und „fegen" blickt er fragend auf. Dieses Zeichen für ein Nichtverstehen kann als ein erster Ansatz von Verständniskontrolle (s. 1.3.5 und 2.3.5) gewertet werden. Warum Kevin „tanken" und „reparieren" nicht versteht, muß unbeantwortet bleiben. In der Durchführung von ESGRAF (s. Anhang) verwendet Kevin beide Verben spontan, und in Testitem 13 bereitet ihm die Auswahl des passenden Bildes zum Verb „reparieren" ebenfalls keine Schwierigkeiten. Für die gesamte Untersuchung des Sprachverstehens ist auch das Nichtverstehen des Wortes „umarmen" von Interesse, da der PSST in einem Testsatz das Verstehen dieses Verbs voraussetzt und sich an dieser Stelle - wie bereits erwähnt - die Ebenen des Wortverstehens und des Satzverstehens vermischen (s. 4.3.1). Als Ergebnis der informellen Untersuchung des passiven Verbwortschatzes bleibt festzuhalten, daß Kevin über grundlegende Kenntnisse von Verbbedeutungen verfügt, in der Ausdifferenzierung seines passiven und aktiven Wortschatzes aber sicherlich noch Unterstützung benötigt.

Testitems und Bewertung:	+ = richtig	− = falsch	−/+ = Selbstkorrektur
1. fliegen +	12. zerreißen −/+	22. fegen −	32. brennen +
2. stehen +		23. zubinden +	33. trinken +
3. gehen +	13. reparieren +	24. klettern +	34. waschen +
4. trinken +		25. schaukeln +	35. pusten +
	14. rühren +		
5. greifen −	15. schälen +	26. tanken −	36. riechen +
6. rollen −		27. reparieren −	37. anschauen +
	16. tragen +		
7. rollen −/+	17. springen +	28. tragen +	38. ziehen −/+
	18. ziehen +		
8. hören +	19. zubinden +	29. kämpfen −/+	39. anschubsen
9. sprechen +		30. tanzen +	+
	20. eingießen +		40. umarmen −
10. riechen +	21. streicheln +	31. rauchen −	
11. sehen +			

Tab. 21: Informelle Überprüfung des passiven Verbwortschatzes

Informelle Überprüfung des Verstehens von Pronomen: Ein Fragenkatalog zu drei Spielfiguren (Mann, Frau, Pferd) bildet die Grundlage für die Untersuchung der Personalpronomen im Nominativ. Die Fragen beinhalteten entweder das Pronomen „er" für „Mann", „sie" für „Frau" oder „es" für „Pferd". Zusätzlich soll die Kenntnis von „ich" und „du" abgeklärt werden, da Kevin auch diese Personalpronomen in seiner Spontansprache nur selten verwendet (s. Anhang). Die Auswertung richtet sich nicht nach den korrekten Antworten, sondern vielmehr danach, ob sich Kevin auf die richtige Spielfigur oder die richtige Person bezieht. Tabelle 22 listet die Testfragen und Kevins Reaktionen auf. Die Testsätze zur Überprüfung von Pronomen aus IVÜS (s. 3.2.2) werden nicht verwendet, da sie Negationen beinhalten und zum Zeitpunkt der Untersuchung noch nicht geklärt war, ob Kevin Negationen versteht oder nicht. Die Unterscheidung zwischen „du" und „ich" gelingt Kevin in allen Sätzen bis auf den ersten Testsatz. Dieses Mißverstehen ist möglicherweise darauf zurückzuführen, daß ihm die Aufgabenstellung noch nicht vollkommen bewußt ist und er so die Frage als eine Aufforderung interpretiert. Die Aufgaben mit dem Personalpronomen „er" löst er zweimal korrekt (Testsätze 3 und 14). Bei dem Personalpronomen „sie" gibt Kevin nur in dem Satz eine richtige Antwort, in dem das Wort „Rock" ebenfalls auf die weibliche Spielfigur hinweist (Testsatz 4). In den beiden anderen Fällen bezieht er sich bei „sie" ohne zu Zögern auf die männliche Spielfigur (Testsätze 7 und 15). Die Items mit dem Pronomen „es" bezieht er ebenfalls auf die männliche Spielfigur anstatt auf das Pferd (Testsätze 5, 6 und 8).

Testitem	Kevins Reaktion
1. „Kannst Du laufen?"	Kevin schüttelt den Kopf.
„Warum denn nicht?"	„Darum."
2. „Kann ich sprechen?"	Kevin nickt.
3. „Hat er einen Hut auf?"	„Ja.", Kevin zeigt auf den Mann.
4. „Hat sie einen Rock an?"	„Ja.", zeigt auf die Frau.
5. „Liegt es?"	Kevin zeigt auf den Mann: „Nein."
6. „Steht es?"	Kevin schüttelt den Kopf und zeigt auf den Mann.
7. „Kann sie fliegen?"	Kevin schüttelt den Kopf.
„Warum denn nicht?"	„Darum, kein Vogel.", zeigt auf Mann.
8. „Kann es Auto fahren?"	„Nein.", zeigt auf den Mann: „Doch."
9. „Kannst Du schreiben?"	„Nein."
10. „Kann ich lesen?"	„Ja."
11. „Steht er auf dem Turm?	„Nein.", zeigt auf den Mann.
12. „Kannst Du lesen?"	„Nein."
13. „Kann ich schreiben?"	„Ja."
14. „Liegt er?"	„Nein.", legt den Mann hin: „Doch."
15. „Steht sie?"	„Nein.", stellt den Mann wieder hin: „Doch."

Tab. 22: Informelle Überprüfung des Verstehens von Pronomen

Insgesamt gesehen kennt Kevin die Bedeutung der Pronomen „sie" und „es" noch nicht. Er übergeneralisiert das Pronomen „er" auf alle Kontexte, in denen keine anderer Hinweis auf die gemeinte Person bzw. Spielfigur gegeben wird. Da satzinterne Pronomen nach der empirischen Studie von Terhorst (1995:185, s. 1.3.4) vor dem fünften Lebensjahr erworben und die personenbezogenen Pronomen „er" und „sie" früher verstanden werden als andere (Endres & Baur, 2000:71), ist Kevins Sprachverstehen in diesem Bereich nicht altersgemäß und bedarf der Förderung.

Informelle Überprüfung des Verstehens von Präpositionen: Der Aufbau der Prüfsituation ähnelt dem Versteckspiel aus ESGRAF (s. Anhang). Kevin darf sich zwei Tierfiguren aussuchen, die er nach Anweisung verstecken sollte. Testitems und Kevins Reaktionen sind in Tabelle 23 wiedergegeben. In dieser informellen Untersuchung wird sehr deutlich, daß Kevin Präpositionen in den meisten Fällen nicht korrekt interpretiert. Bei dem ersten Testitem verwendet er wahrscheinlich die „Mögliche-Ereignis"-Strategie (s. Tab. 1) und versteckt den Elefanten an dem Ort, an dem man ihn am wenigsten sieht, nämlich im Turm.

Testitem	Kevins Reaktion
1. Versteck den Elefanten auf dem Turm.	Elefant in Turm
2. Versteck den Elefanten in dem Turm.	Elefant auf Turm
3. Versteck den Elefanten hinter dem Turm.	Elefant auf Turm
4. Versteck die Katze neben dem Turm.	Katze auf Elefant
5. Versteck die Katze unter dem Elefanten.	Katze auf Elefant
6. Versteck den Elefanten vor dem Turm.	Elefant auf Katze (vor dem Turm)
7. Versteck die Katze auf dem Turm.	Katze auf Turm
8. Versteck die Katze in dem Turm.	Katze vor Turm
9. Versteck die Katze hinter dem Turm.	Katze auf Turm
10. Versteck den Elefanten neben dem Turm.	Elefant auf Turm
11. Versteck den Elefanten unter der Katze.	Elefant auf Katze
12. Versteck die Katze vor dem Turm.	Elefant auf Katze (vor dem Turm)

Tab. 23: Informelle Überprüfung des Verstehens von Präpositionen

In den Testsätzen 2 bis 7 und 9 bis 11 übergeneralisiert er die Präposition „auf", woraus auch die richtige Ausführung von Testitem 7 resultiert. Die Interpretation von Kevins Reaktion bei Testitem 8 bleibt genauso spekulativ wie die Begründung für die richtige Ausführung des zwölften Testitems. Zusammenfassend weist diese informelle Prüfsituation eindeutig darauf hin, daß Kevin Präpositionen nicht versteht und hier dringend gefördert werden muß.

4.4 Zusammenfassung und Bewertung der Untersuchungsergebnisse

Kevins Testergebnisse aus dem HSET, aus IDIS und dem PSST weisen auf ein eingeschränktes Satzverstehen hin. Es gestaltet sich als schwierig, genauere Aussagen auch hinsichtlich der qualitativen Analyse zu treffen, da im HSET und in IDIS die Auswertung lediglich nach den Kriterien „richtig" oder „falsch" erfolgt und im PSST teilweise unklare oder sogar falsche Auswertungskriterien angegeben sind (s. 3.2.2). Da diese drei Verfahren ausschließlich das Satzverstehen überprüfen, muß für die Untersuchung des Wort-, Text- und Diskursverstehens auf informelle Verfahren zurückgegriffen werden. Zwei informelle Untersuchungen haben sich jedoch - zumindest im vorliegenden Fall - als wenig aussagekräftig erwiesen. Kindliches Text- und Diskursverstehen ist im Einzelfall schwer zu beurteilen, wenn der Diagnostikerin keine Texte und Altersnormen bzw. Vergleichsmöglichkeiten vorliegen. Die informelle Überprüfung des Verstehens von Verben macht nur dann Sinn, wenn gezielt ein semantisches Feld abgeklärt werden soll, das in einem darauffolgenden Test oder der Therapie

Verwendung findet. Eine wahllose Überprüfung einzelner Worte führt bei einer fehlenden Vergleichsmöglichkeit mit der Altersgruppe zu keinem Ergebnis.

Konkrete Ansatzpunkte für die Erstellung einer Förderdiagnose ergeben dagegen die Untersuchungen von Pronomen und Präpositionen, über die Kevin zum Zeitpunkt der Durchführung nicht verfügt. Die fehlende rezeptive Kontrolle dieser linguistischen Strukturen beeinflußt mit großer Wahrscheinlichkeit auch die Auslassungen Strukturen in der Spontansprache. Vor diesem Hintergrund möchte Kevins Sprachtherapeutin das Verstehen von Pronomen und Präpositionen nun in ihre Therapiearbeit integrieren. Als darauffolgendes Ziel wird die Übernahme der rezeptiv beherrschten Strukturen in die Sprachproduktion angestrebt. Neben der Arbeit auf Laut- und Wortebene kann als weiteres Therapieziel die Verbesserung des Textverstehens formuliert werden. Kevins Neugierde beim Anschauen von Bilderbüchern und beim Ausprobieren von neuen Spielen stellt hierfür sicherlich eine große Hilfe dar, da beide Handlungen mit dem Verstehen einer zusammenhängenden Geschichte oder einer längeren Anweisung verbunden sind. Da Kevin bereits erste Anzeichen einer Verständniskontrolle zeigt, findet die Unterstützung der Verständniskontrolle in der langfristigen Therapieplanung ebenfalls Berücksichtigung.

Interessante Konsequenzen ergeben sich auch aus einem Gespräch mit Kevins Motopädin. Sie beschreibt Kevins Verhalten beim Turnen in Kleingruppen als zurückhaltend und abwartend, insbesondere bei der Vorstellung neuer Spiele. Vor dem Hintergrund der Sprachverständnisuntersuchung äußert sie den meines Erachtens begründeten Verdacht, daß Kevin Spielanweisungen wie z. B. „Renn hinter den Kasten!" oder „Roll den Reifen!" oder „Lauf zu ihm!" nicht versteht und aus diesem Grunde häufiger Mißerfolge erlebt. Diese Vermutung muß natürlich überprüft werden. Eine Sensibilisierung für rezeptive Defizite bei Kindern mit spezifischer Sprachentwicklungsstörung ist aber auch außerhalb der Sprachtherapie in jedem Fall zu begrüßen, da so viele Mißverständnisse vermeidbar sind.

5 Kritische Reflexion und Ausblick

Die zusammengetragenen empirischen Befunde widersprechen der Auffassung, die spezifische Sprachentwicklungsstörung sei eine vorwiegend sprachproduktive Störung. Spezifisch sprachgestörte Kinder reden nicht nur anders, sie verstehen meist auch anders.

Für die Entwicklung dieser Kinder ist es von großer Bedeutung, daß Fachleute Sprachverständnisstörungen erkennen. Durch eine entsprechende Beratung der Bezugspersonen ist es möglich, die eingangs beschriebenen Auswirkungen von Sprachverständnisstörungen im Alltag einzugrenzen. Desweiteren können Interventionen gezielter geplant werden, wenn nicht nur die kindliche Sprachproduktion sondern auch das kindliche Sprachverstehen Berücksichtigung finden.

Sprachverständnisstörungen treten auf unterschiedlichen Ebenen in unterschiedlichem Maße auf und erfordern deshalb eine detaillierte Diagnose. Im deutschsprachigen Raum existieren nur sehr wenige geeignete diagnostische Verfahren. Der desolate Stand der Diagnostik stellt die Therapeutin, die die Auswirkungen von Sprachverständnisstörungen erkennt, tagtäglich vor neue Probleme hinsichtlich der Auswahl geeigneter Prüfverfahren. Es bleibt zu hoffen, daß die kritische Bewertung der diagnostischen Test- und Prüfverfahren in dieser Arbeit eine Hilfestellung bei der Auswahl geeigneter Verfahren bietet. Mit einem einzelnen Test lassen sich Sprachverständnisleistungen eines Kindes jedoch nicht erfassen, vielmehr müssen Verfahren mit unterschiedlichen diagnostischen Schwerpunkten und - falls möglich - Verfahren mit verschiedenen Untersuchungsmethoden kombiniert werden. Aus diesem Grund finden sich in der vorliegenden Arbeit Vorschläge zur Erstellung informeller Prüfsituationen. Diese Prüfsituationen lassen die gezielte qualitative Untersuchung des linguistischen Dekodierens und eine Analyse der Verständnisstrategien, der Verständniskontrolle sowie des Text- und Diskursverstehens zu. Nur ein solch theoriegeleitetes und differenziertes Vorgehen wird der Multidimensionalität des Sprachverstehens gerecht. Informelle Prüfsituationen können eine standardisierte und normierte Diagnostik nicht ersetzen, stellen jedoch angesichts der geringen Auswahl an psychometrisch abgesicherten Verfahren eine notwendige Ergänzung für eine umfassende Überprüfung des Sprachverstehens dar.

Die grundlegende Zielsetzung der vorliegenden Arbeit wäre erreicht, wenn die Leserin bzw. der Leser nach der Lektüre die spezifische Sprachentwicklungsstörung als eine Störung der kindlichen Sprachproduktion und der kindlichen Sprachrezeption versteht. Ein weiteres Ziel der vorliegenden Arbeit bestand darin, einen Überblick über die hochkomplexen Zusammenhänge innerhalb des Sprachrezeptionsprozesses zu geben und vor diesem Hintergrund eine gezielte

Diagnosestellung zu ermöglichen. Obwohl das Forschungsinteresse zur Bedeutsamkeit des Sprachverstehens bei Sprachentwicklungsstörungen in den letzten Jahren erheblich gestiegen ist, sind weitere Forschungstätigkeiten dringend notwendig. Die vorliegende Arbeit möchte zur Transparenz auf diesem Gebiet beitragen und stellt hoffentlich eine Grundlage für weitere Diskussionen dar.

Literaturverzeichnis

Adams, Catherine (1990): Syntactic comprehension in children with expressive language impairment. British journal of disorders of communication, 25, 149-171.

American Psychiatric Association (1998): Diagnostic and statistic manual of mental disorders - DSM-IV. Deutsche Übersetzung: Saß, Henning/ Wittchen, Hans-Ulrich & Zaudig, Michael: Diagnostisches und statistisches Manual psychischer Störungen DSM-IV. 2., verb. Aufl., Göttingen: Hogrefe.

Amorosa, Hedwig (1992): Sprachverständnisstörungen bei Kindern. Symptomatik, Differentialdiagnose, Behandlung. In: Freisleder, Franz J. & Linder, Markus (Hrsg.): Aktuelle Entwicklungen in der Kinder- und Jugendpsychiatrie. München: Medizin Verlag, S. 61-73.

Amorosa, Hedwig (1994): Die Weiterentwicklung einer differenzierten Diagnostik der Sprachentwicklungsstörungen im Kindesalter. In: Martinius, Joest & Amorosa, Hedwig (Hrsg.): Teilleistungsstörungen. München: Quintessenz, S. 73-80.

Angermaier, Michael (1977): Psycholinguistischer Entwicklungstest. Manual. Deutsche Bearbeitung des Illinois Test of Psycholinguistic Abilities von Kirk, Samuel A./ McCarthy, James J. & Kirk, Winfried D. (1968). 2. Aufl., Weinheim: Beltz.

Baddeley, Alan D. (1986): Working Memory. Oxford: Oxford University Press.

Barthlen-Weis, Michaela & Breuer-Schaumann, Angela (1994): Sprachentwicklungsstörungen in Kombination mit anderen Teilleistungsstörungen. In: Martinius, Joest & Amorosa, Hedwig (Hrsg.): Teilleistungsstörungen. München: Quintessenz, S. 67-72.

Bates, Elizabeth (1993): Comprehension and production in early language development. In: Horowitz, Frances Degen (Ed.): Monographs of the society for research in child development. Serial no. 233, vol. 58, nos. 3-4. Chicago: University Press, S. 222-242.

Bates, Elizabeth/ Benigni, Laura/ Bretherton, Inge/ Camaioni, Luigia & Volterra, Virginia (1979): Cognition and communication from nine to thirteen months: Correlational findings. In: Bates, Elizabeth/ Benigni, Laura/ Bretherton, Inge/ Camaioni, Luigia/ Volterra, Virginia/ Carlson, Vicki/ Carpen, Karlana & Rosser, Marcia (Eds.): The emergence of symbols. Cognition and communication in infancy. London: Academic Press, S. 69-140.

Bates, Elizabeth & MacWhinney, Brian (1989a) (Eds.): The crosslinguistic study of sentence processing. New York: Cambridge University Press.

Bates, Elizabeth & MacWhinney, Brian (1989b): Functionalism and the competition model. In: Bates, Elizabeth & MacWhinney, Brian (Eds.): The crosslinguistic study of sentence processing. New York: Cambridge University Press, S. 3-73.

Bates, Elizabeth/ Marchman, Virginia/ Thal, Donna/ Fenson, Larry/ Dale, Philip/ Reznick, J. Steven/ Reilly, Judith & Hartung, Jeff (1994): Developmental and stylistic variation in the composition of early vocabulary. Journal of child language, 21, 85-123.

Bates, Elizabeth/ Thal, Donna & Janowsky, Jerry (1992): Early language development and its neural correlates. In: Boller, Francois & Grafman, Jordan (Eds.): Handbook of neuropsychology. Child neuropsychology. Vol. 7, part 2. Amsterdam: Elsevier, S. 69-110.

Baur, Simone & Endres, Rosemarie (1999): Kindliche Sprachverständnisstörungen. Der Umgang im Alltag und in spezifischen Fördersituationen. Die Sprachheilarbeit, 44 (6), 318-328.

Bedore, Lisa M. & Leonard, Laurence B. (1995): Prosodic and syntactic bootstrapping and their clinical applications: A tutorial. American journal of speech-language pathology, 4 (1), 66-72.

Bernstein, Lynne E. & Stark, Rachel E. (1985): Speech perception development in language-impaired children: A 4-year follow-up study. Journal of speech and hearing disorders, 50, 21-30.

Bertz, Fred (1992): Das Competition Model - ein brauchbares Sprachverarbeitungsmodell für die Sprachheilpädagogik? (Teil 1). Die Sprachheilarbeit, 37, 303-319.

Bishop, Dorothy V. M. (1979): Comprehension in developmental language disorders. Developmental medicine and child neurology, 21, 225-238.

Bishop, Dorothy V. M. (1982): Comprehension of spoken, written, and signed sentences in childhood language disorders. Journal of child psychology and psychiatry, 23, 1-20.

Bishop, Dorothy V. M. (1989): Autism, Aspergers'syndrome, and semantic-pragmatic disorder: Where are the boundaries? British journal of disorders of communication, 24, 107-121.

Bishop, Dorothy V. M. (1992a): The biological basis of specific language impairment. In: Fletcher, Paul & Hall, David (Eds.): Specific speech and language disorders in children: Correlates, characteristics, and outcomes. London: Whurr, S. 2-17.

Bishop, Dorothy V. M. (1992b): The underlying nature of specific language impairment. Journal of child psychology and psychiatry 33 (2), 3-66.

Bishop, Dorothy V. M. (1997): Uncommon understanding. Development and disorders of language comprehension in children. Hove: Psychology Press.

Bishop, Dorothy V. M. & Adams, Catherine (1992): Comprehension problems in children with specific language impairment: Literal and inferential meaning. Journal of speech and hearing research, 35, 119-129.

Bishop, Dorothy V. M. & Edmundson, A. (1987): Language-impaired 4-year-olds: Distinguishing transient from persistent impairment. Journal of speech and hearing disorders, 52, 156-173.

Bridges, Allayne (1985): "Ask a silly question...": some of what goes on in language comprehension tests. Child language teaching and therapy, 1, 135-148.

Bridges, Allayne/ Sinha, Chris & Walkerdine, Valerie (1981): The development of comprehension. In: Wells, Gordon (Ed.): Learning through interaction. The study of language development. Cambridge: University Press, S. 117-156.

Bondy, Curt/ Cohen, Rudolf/ Eggert, Dietrich & Lüer, Gerd (1975): Testbatterie für geistig behinderte Kinder (TBGB). Weinheim: Beltz.

Bußmann, Hadumod (1990): Lexikon der Sprachwissenschaft. 2., völlig neu bearb. Aufl., Stuttgart: Kröner.

Carrow-Woolfolk, Elizabeth (1988): Theory, assessment, and intervention in language disorders: an integrative approach. Philadelphia: Grune and Stratton.

Chapman, Robin S. (1978): Comprehension strategies in children. In: Kavanagh, James F. & Strange, Winfried (Eds.): Speech and language in the laboratory, school, and clinic. Cambridge, Mass.: MIT, S. 308-327.

Chapman, Robin S. & Miller, Jon F. (1975): Word order in early two and three word utterances: does production precede comprehension? Journal of speech and hearing research, 18, 355-371.

Chipman, Harold H. & Dannenbauer, Friedrich Michael (1988): Kleine Kinder verstehen anders: Zum Problem der Erfassung kindlicher Strategien des Satzverständnisses. In: Günther, Klaus-B. (Hrsg.): Sprachstörungen. Probleme ihrer Diagnostik bei mentalen Retardierungen, Entwicklungsdysphasien und Aphasien. Heidelberg: Edition Schindele, S. 103-116.

Chipman, Harold H. & Dannenbauer, Friedrich Michael (1989): The interplay of cognitive and linguistic factors in the comprehension and expression of temporal relations: A comparison between normal and developmentally dysphasic children. In: Kegel, Gerd/ Arnhold, Thomas/ Dahlmeier, Klaus/ Schmid, Gerhard & Fischer, Bernd (Hrsg.): Sprechwissenschaft und Psycholinguistik 3. Beiträge aus Forschung und Praxis. Opladen: Westdeutscher Verlag, S. 177-196.

Chomsky, Noam (1986): Knowledge of language. Its nature, origin, and use. New York: Praeger.

Clahsen, Harald (1988): Normale und gestörte Kindersprache: Linguistische Untersuchungen zum Erwerb von Syntax und Morphologie. Amsterdam: John Benjamins.

Clark, Eve V. & Hecht, Barbara Frant (1983): Comprehension, production, and language acquisition. Annual review of psychology, 34, 325-349.

Clarke, Michele G. & Leonard, Laurence B. (1996): Lexical comprehension and grammatical deficits in children with specific language impairment. Journal of communication disorders, 29, 95-105.

Courtright, John A. & Courtright, Illene C. (1983): The perception of nonverbal vocal cues of emotional meaning by language-disordered and normal children. Journal of speech and hearing research, 26, 412-417.

Crais, Elizabeth R. & Chapman, Robin S. (1987): Story recall and inferencing skills in language/learning-disabled and nondisabled children. Journal of speech and hearing disorders, 52, 50-55.

Dannenbauer, Friedrich Michael (1983): Der Entwicklungsdysgrammatismus als spezielle Ausprägungsform der Entwicklungsdysphasie. Historische, sprachheilkundliche und sprachpsychologische Perspektiven. Birkach: Ladewig.

Dannenbauer, Friedrich Michael (1988): Patholinguistische Phänomene der Entwicklungsdysphasien als Zielbereiche der Sprachdiagnostik. In: Günther, Klaus-B. (Hrsg.): Sprachstörungen. Probleme ihrer Diagnostik bei mentalen Retardierungen, Entwicklungsdysphasien und Aphasien. Heidelberg: Edition Schindele, S. 69-102.

Dannenbauer, Friedrich Michael (1989): Ist der kindliche Dysgrammatismus grammatisch? Zu den Sprachproblemen entwicklungsdysphasischer Kinder. Die Sprachheilarbeit, 34, 151-168.

Dannenbauer, Friedrich Michael (1992): Von der Sprachproduktion zum Multiperformanzprinzip: Der Stellenwert der Spontansprachanalyse für die Dysgrammatismustherapie. Der Sprachheilpädagoge, 24 (1), 1-24.

Dannenbauer, Friedrich Michael (1993): Wie spezifisch sind spezifische Sprachentwicklungsstörungen? In: Deutsche Gesellschaft für Sprachheilpädagogik e. V. Sprache - Verhalten - Lernen. XX. Arbeits- und Fortbildungstagung der Deutschen Gesellschaft für Sprachheilpädagogik e. V. Kongreßbericht. Rimpar: Edition von Freisleben, S. 172-190.

Dannenbauer, Friedrich Michael (1994): Zur Praxis der entwicklungsproximalen Intervention. In: Grimm, Hannelore & Weinert, Sabine (Hrsg.): Intervention bei sprachgestörten Kindern. Voraussetzungen, Möglichkeiten und Grenzen. Stuttgart: Fischer, S. 83-104.

Dannenbauer, Friedrich Michael (1999): Grammatik. In: Baumgartner, Stephan & Füssenich, Iris (Hrsg.): Sprachtherapie mit Kindern. Grundlagen und Verfahren. 4., überarb. und erw. Aufl., München: Reinhardt, S. 123-203.

Dannenbauer, Friedrich Michael & Chipman, Harold H. (1988): Spezifische Sprachentwicklungsstörung und symbolische Repräsentationsschwäche. Anmerkungen zum Problem der ursächliche Erklärung. Frühförderung interdisziplinär, 7, 67-78.

Dollaghan, Christine (1998): Spoken word recognition in children with specific language impairment. Applied psycholinguistics, 19, 193-207.

Dollaghan, Christine & Kaston, Nomi (1986): A comprehension monitoring program for language-impaired children. Journal of speech and hearing disorders, 51, 264-271.

Dunn, Lloyd M. & Dunn, Leota M. (1981): PPVT-R. Peabody Picture Vocabulary Test - Revised. Circle Pines, Minn.: American Guidance Service.

Edwards, Jan & Lahey, Margaret (1996): Auditory lexical decisions of children with specific language impairment. Journal of speech and hearing research, 39, 1263-1273.

Eisenwort, B./ Willinger U./ Schattauer A. & Willnauer, R. (2000, Juni): Nonverbale Leistung und Sprachverständnis. In: Abstracts. Interdisziplinäre Tagung über Sprachentwicklungsstörungen. München.

Ellis Weismer, Susan (1985): Constructive comprehension abilities exhibited by language-disordered children. Journal of speech and hearing research, 28, 175-184.

Endres, Rosemarie & Baur, Simone (2000). Informelles Verfahren zur Überprüfung von Sprachverständnisleistungen (IVÜS). Diskussion und Materialien. Die Sprachheilarbeit, 45 (2), 64-71.

Evans, Julia L. (1996): SLI subgroups: Interactions between discourse constraints and morphosyntactic deficits. Journal of speech and hearing research, 39, 655-660.

Evans, Julia L. & MacWhinney, Brian (1999): Sentence processing strategies in children with expressive and expressive-receptive specific language impairments. International journal of language and communication disorders, 34, 117-134.

Fenson, Larry/ Dale, Philip/ Reznick, J. Steven/ Bates, Elizabeth/ Thal, Donna & Pethick, Stephen J. (1994): The MacArthur communicative development inventories. In: Horowitz, Frances Degen (Ed.): Monographs of the society for research in child development. Serial no. 242, vol. 59, no. 5. Chicago: University Press, S. 1-179.

Flavell, John H./ Speer, James Ramsey/ Green, Frances L. & August, Diane L. (1981): The development of comprehension monitoring and knowledge about communication. In: Horowitz, Frances Degen (Ed.): Monographs of the society for research in child development. Serial no. 192, vol. 46, no. 5. Chicago: University Press, S. 1-57.

Frank, German & Grziwotz, Peter (1978): Dysgrammatiker Prüfmaterial. Sprachheilzentrum Ravensburg.

Friederici, Angela D. (1987): Kognitive Strukturen des Sprachverstehens. Berlin: Springer.

Friederici, Angela D. (1998): Wissensrepräsentation und Sprachverstehen. In: Klix, Friedhart & Spada, Hans (Hrsg.): Enzyklopädie der Psychologie, Themenbereich C Praxisgebiete, Serie II Kognition, Band 6 Wissen. Göttingen: Hogrefe, S. 249-273.

Fromm, Waldemar & Schöler, Hermann (1997): Arbeitsgedächtnis und Sprachlernen. Untersuchungen an sprachentwicklungsauffälligen und sprachunauffälligen Schulkindern. Arbeitsberichte aus dem Forschungsprojekt "Differentialdiagnostik". Bericht Nr. 3. Pädagogische Hochschule Heidelberg.

Fromm, Waldemar/ Schöler, Hermann & Scherer, Christina (1998): Jedes vierte Kind sprachgestört? Definition, Verbreitung, Erscheinungsbild, Entwicklungsbedingungen und -voraussetzungen der spezifischen Sprachentwicklungsstörung. In: Schöler, Hermann/ Fromm, Waldemar & Kany, Werner (Hrsg.): Spezifische Sprachentwicklungsstörung und Sprachlernen. Erscheinungsformen, Verlauf, Folgerungen für Diagnostik und Therapie. Heidelberg: Edition Schindele, S. 21-63.

Gathercole, Susan E. (1995): Is nonword repetition a test of phonological working memory or long-term knowledge? It all depends on the nonwords. Memory and cognition, 23, 83-94.

Gathercole, Susan E. & Baddeley, Alan D. (1989): Evaluation of the role of phonological STM in the development of vocabulary in children. A longitudinal study. Journal of memory and language, 28, 200-213.

Gathercole, Susan E. & Baddeley, Alan D. (1990a): Phonological memory deficits in language disordered children: Is there a causal connection? Journal of memory and language, 29, 336-360.

Gathercole, Susan E. & Baddeley, Alan D. (1990b): The role of phonological memory in vocabulary acquisition: A study of young children learning new names. British journal of psychology, 81, 439-454.

Gebhard, Werner/ Dames, Konstanze & Baur, Simone (1994): Diagnostik und Therapie schwerer Sprachentwicklungsstörungen in einer Klinik. In: Martinius, Joest & Amorosa, Hedwig (Hrsg.): Teilleistungsstörungen. München: Quintessenz, S. 59-66.

Grimm, Hannelore (1975): Verstehen, Imitation und Produktion von Passivsätzen. In: Grimm, Hannelore/ Schöler, Hermann & Wintermantel, Margret (Hrsg.): Zur Entwicklung sprachlicher Strukturformen bei Kindern. Weinheim: Beltz, S. 73-99.

Grimm, Hannelore (1988): Sprachliche und kognitive Problem dysphasischer Kinder. Frühförderung interdisziplinär, 7, 57-66.

Grimm, Hannelore (1994): Sprachentwicklungsstörung: Diagnose und Konsequenzen für die Therapie. In: Grimm, Hannelore & Weinert, Sabine (Hrsg.): Intervention bei sprachgestörten Kindern: Voraussetzungen, Möglichkeiten und Grenzen. Stuttgart: Fischer, S. 3-32.

Grimm, Hannelore (1998a): Spezifische Störung der Sprachentwicklung. In: Oerter, Rolf & Montada, Leo (Hrsg.): Entwicklungspsychologie. 4., korr. Aufl., Weinheim: Psychologie Verlags Union, S. 943-953.

Grimm, Hannelore (1998b): Sprachentwicklung - allgemeintheoretisch und differentiell betrachtet. In: Oerter, Rolf & Montada, Leo (Hrsg.): Entwicklungspsychologie. 4., korr. Aufl., Weinheim: Psychologie Verlags Union, S. 705-757.

Grimm, Hannelore (1999): Störungen der Sprachentwicklung. Grundlagen - Ursachen - Diagnose - Intervention - Prävention. Göttingen: Hogrefe.

Grimm, Hannelore & Engelkamp, Johannes (1981): Sprachpsychologie: Handbuch und Lexikon der Psycholinguistik. Berlin: Schmidt.

Grimm, Hannelore & Schöler, Hermann (1975): Erlauben-Befehlen-Lassen: Wie gut verstehen kleine Kinder kausativierende Beziehungen? In: Grimm, Hannelore/ Schöler, Hermann & Wintermantel, Margret (Hrsg.): Zur Entwicklung sprachlicher Strukturformen bei Kindern. Weinheim: Beltz, S. 100-120.

Grimm, Hannelore & Schöler, Hermann (1978): Der Heidelberger Sprachentwicklungstest. Handanweisung für die Auswertung und Interpretation. Göttingen: Hogrefe.

Grimm, Hannelore & Weinert, Sabine (1989): Mütterliche Sprache und Sprach-verarbeitung dysphasischer Kinder. Heilpädagogische Forschung, 15 (1), 15-24.

Grimm, Hannelore & Weinert, Sabine (1990): Is the syntax development of dysphasic children deviant and why? New findings to an old question. Journal of speech and hearing research, 33, 220-228.

Grimm, Hannelore & Wintermantel, Margret (1975): Über das Verstehen von Relativsatzstrukturen. In: Grimm, Hannelore/ Schöler, Hermann & Wintermantel, Margret (Hrsg.): Zur Entwicklung sprachlicher Strukturformen bei Kindern. Weinheim: Beltz, S. 121-131.

Hacker, Detlef (1999): Phonologie. In: Baumgartner, Stephan & Füssenich, Iris (Hrsg.): Sprachtherapie mit Kindern. Grundlagen und Verfahren. 4., überarb. und erw. Aufl., München: Reinhardt, S. 13-62.

Häcker, Hartmut & Stapf, Kurt H. (Hrsg.) (1998): Dorsch Psychologisches Wörterbuch. 13., überarb. und erw. Aufl., Bern: Huber.

Hansen, Detlef (1996): Spracherwerb und Dysgrammatismus. Grundlagen, Diagnostik und Therapie. München: Reinhardt.

Harley, Trevor A. (1995): The psychology of language. From data to theory. Erlbaum: Taylor & Francis.

Häuser, Detlef/ Kasielke, Elke & Scheidereiter, Ulrich (1994): KISTE. Kinderprachtest für das Vorschulalter. Beiheft mit Anleitung und Normentabellen. Weinheim: Beltz.

Hirsh-Pasek, Kathy & Golinkoff, Roberta Michnick (1996): The origins of grammar. Evidence from early language comprehension. Cambridge, Mass.: MIT.

Hoff-Ginsberg, Erika (1993): Landmarks in children's language development. In: Blanken, Gerhard/ Dittmann, Jürgen/ Grimm, Hannelore/ Marshall, John C. & Wallesch, Claus-W. (Eds.): Linguistic disorders and pathologies. An international handbook. Berlin: de Gruyter, S. 558-573.

Hollenweger, Judith & Schneider, Hansjakob (1994) (Hrsg.): Sprachverstehen beim Kind. Beiträge zu Grundlagen, Diagnose und Therapie. Luzern: Edition SZH.

Johnston, Judith R. (1991): Questions about cognition in children with specific language impairment. In: Miller, John F. (Ed.): Research on child language disorders. A decade of progress. Austin, Tx.: Pro ed, S. 299-307.

Johnston, Judith R. (1993): Definition and diagnosis of language development disorders. In: Blanken, Gerhard/ Dittmann, Jürgen/ Grimm, Hannelore/ Marshall, John C. & Wallesch, Claus-W. (Eds.): Linguistic disorders and pathologies. An international handbook. Berlin: de Gruyter, S. 574-585.

Kamhi, Alan G. (1993): Children with specific language impairment (developmental dysphasia): Perceptual and cognitive aspects. In: Blanken, Gerhard/ Dittmann, Jürgen/ Grimm, Hannelore/ Marshall, John C. & Wallesch, Claus-W. (Eds.): Linguistic disorders and pathologies. An international handbook. Berlin: de Gruyter, S. 625-639.

Kegel, Gerd (1991): Sprach- und Zeitverarbeitung bei sprachauffälligen Kindern. In: Grohnfeldt, Manfred (Hrsg.): Handbuch der Sprachtherapie. Störungen der Grammatik. Band 4. Berlin: Marhold, S. 225-243.

Kiernan, Barbara & Gray, Shelley (1998): Word learning in a supported-learning context by preschool children with specific language impairment. Journal of speech, language, and hearing research, 41, 161-171.

Kiese, Christiane (1979): Aktiver Wortschatztest für drei- bis sechsjährige Kinder (AWST 3-6). Weinheim: Beltz.

Korkmann, Marit & Häkkinen-Rihu, Paula (1994): A new classification of developmental language disorders (DLD). Brain and language, 47, 96-116.

Lees, Janet A. (1993): Assessment of receptive language. In: Beech, John R./ Harding, Leonora & Hilton-Jones, Diana (Eds.): Assessment in speech and language therapy. London: Routledge, S. 16-34.

Leonard, Laurence B. (1981): An invited article. Facilitating linguistic skills in children with specific language impairment. Applied psycholinguistics, 2, 89-118.

Leonard, Laurence B. (1989): Language learnability and specific language impairment in children. Applied psycholinguistics, 10, 197-202.

Leonard, Laurence B. (1993): Children with specific language impairment (developmental dysphasia): Treatment. In: Blanken, Gerhard/ Dittmann, Jürgen/ Grimm, Hannelore/ Marshall, John C. & Wallesch, Claus-W. (Eds.): Linguistic disorders and pathologies. An international handbook. Berlin: de Gruyter, S. 640-646.

Leonard, Laurence B. (1998): Children with specific language impairment. Cambridge, Mass.: MIT.

Leonard, Laurence B./ McGregor, Karla K. & Allen, George D. (1992): Grammatical morphology and speech perception in children with specific language impairment. Journal of speech and hearing research, 35, 1076-1085.

Liberman, Alvin M./ Cooper, Franklin S./ Shankweiler, Donald P. & Studdert-Kennedy, Michael (1967): Perception of the speech code, Psychological review, 74 (6), 431-461.

Liebmann, Albert (1901): Agrammatismus infantilis. Archiv für Psychiatrie und Nervenkrankheiten, 34, 240-252.

Liles, Betty Z. (1985a): Cohesion in the narrative of normal and language-disordered children. Journal of speech and hearing research, 28, 123-133.

Liles, Betty Z. (1985b): Production and comprehension of narrative discourse in normal and language disordered children. Journal of communication disorders, 18, 409-427.

List, Gudula (1998): Sprachrezeption. In: Häcker, Hartmut & Stapf, Kurt H. (Hrsg.): Dorsch Psychologisches Wörterbuch. 13., überarb. und erw. Aufl., Bern: Huber, S. 824-826.

Locke, John L. (1994): Gradual emergence of developmental language disorders. Journal of speech and hearing research, 37, 608-616.

Locke, John L. (1997): A theory of neurolinguistic development. Brain and language, 58, 265-326.

Lockowandt, Oskar (1976): Frostigs Entwicklungstest der visuellen Wahrnehmung (FEW) Weinheim: Beltz.

Lubert, Nancy (1981): Auditory perceptual impairments in children with specific language disorders: A review of the literature. Journal of speech and hearing disorders, 46, 3-9.

MacNamara, John (1972): Cognitive basis of language learning infants. Psychological review, 79 (1), 1-13.

MacWhinney, Brian (1991): Connectionism as a framework for language acquisition theory. In: Miller, Jon F. (Ed.): Research on child language disorders: A decade of progress. Austin, Tx.: Pro ed, S. 73-103.

Mathieu, Susanne (1995): Sprachverständnis im Kindergarten - Vergleichende Untersuchung. Vierteljahresschrift für Heilpädagogik (VHN), 64 (1), 36-52.

Mathieu, Susanne (1998): Entwicklung und Abklärung des Sprachverständnisses. In: Zollinger, Barbara (Hrsg.): Kinder im Vorschulalter. Erkenntnisse, Beobachtungen und Ideen zur Welt der Drei- bis Siebenjährigen. Bern: Haupt, S. 83-137.

Mathieu, Susanne (2000): Sprachverständnistest für komplexe syntaktische Strukturen. Deutsche Bearbeitung des Test for Reception of Grammar von Dorothy V. M. Bishop. Winterthur: Zentrum für kleine Kinder.

Merrit, Donna D. & Liles, Betty Z. (1987): Story grammar ability in children with and without language disorders: Story generation, story retelling, and story comprehension. Journal of speech and hearing research, 30, 539-552.

Merzenich, Michael M./ Jenkins, William M./ Johnston, Paul/ Schreiner, Christoph/ Miller, Steven L. & Tallal, Paula (1996): Temporal processing deficits of language learning impaired children ameliorated by training. Science, 271, 77-81.

Miller, Jon F./ Chapman, Robin S./ Branston, Mary Beth & Reichle, Joe (1980): Language comprehension in sensorimotor stages V and VI. Journal of speech and hearing research, 23, 284-311.

Miller, Jon F. & Paul, Rhea (1995): The clinical assessment of language comprehension. Baltimore: Brookes.

Milosky, Lina M. (1990): The role of world knowledge in language comprehension and language intervention. Topics in language disorders, 10 (3), 1-13.

Montgomery, James W. (1995): Sentence comprehension in children with specific language impairment: The role of working memory. Journal of speech and hearing research, 38, 187-199.

Montgomery, James W. (1999): Recognition of gated words by children with specific language impairment: An examination of lexical mapping. Journal of speech, language, and hearing research, 42, 735-743.

Motsch, Hans-Joachim (1999): ESGRAF-Testmanual. Evozierte Sprachdiagnose grammatischer Fähigkeiten. München: Reinhardt.

Motsch, Hans-Joachim & Hansen, Detlef (1999): COPROF und ESGRAF. Diagnoseverfahren grammatischer Störungen im Vergleich. Die Sprachheilarbeit, 44, 151-162.

Müller, Monika (1996): Vorschläge zur Diagnose des frühkindlichen Sprachverständnisses. Stand der Theorie und Realität der Diagnostik. Unveröffentlichte Diplomarbeit, Rheinisch-Westfälische Technische Hochschule Aachen.

Noterdaeme, Michele/ Breuer-Schaumann, Angela & Amorosa, Hedwig (1998): Zur Differentialdiagnostik von Sprachverständnisstörungen: Ergebnisse einer explorativen Studie. Zeitschrift für Kinder- und Jugendpsychiatrie, 26, 253-260.

O'Hara, Margaret & Johnston, Judith (1997): Syntactic bootstrapping in children with specific language impairment. European journal of disorders of communication, 32, 189-205.

Olswang, Lesley B. & Bain, Barbara A. (1996): Assessment information for predicting upcoming change in language production. Journal of speech and hearing research, 39, 414-423.

Oetting, Janna B./ Rice, Mabel L. & Swank, Linda K. (1995): Quick incidental learning (QUIL) of words by school-age children with and without SLI. Journal of speech and hearing research, 38, 434-445.

Paul, Rhea (1990): Comprehension strategies: Interactions between world knowledge and the development of sentence comprehension. Topics in language disorders, 10 (3), 63-75.

Paul, Rhea (1995): Language disorders from infancy through adolescence. Assessment and intervention. St. Louis: Mosby.

Paul, Rhea/ Fischer, Mary L. & Cohen, Donald J. (1988): Brief report: Sentence comprehension strategies in children with autism and specific language disorders. Journal of autism and developmental disorders, 18, 669-679.

Penner, Zvi & Weissenborn, J. (2000, Juni): Prävention durch Frühintervention bei Kindern mit spezifischen Sprachentwicklungsstörungen. In: Abstracts. Interdisziplinäre Tagung über Sprachentwicklungsstörungen. München.

Piaget, Jean (1962): Play, dreams, and imitation. New York: Norton.

Piaget, Jean & Inhelder, Bärbel (1977): Psychologie des Kindes. Frankfurt: Fischer.

Poulsen, Dorothy/ Kintsch, Eileen/ Kintsch, Walter & Premack, David (1979): Children's comprehension and memory for stories. Journal of experimental child psychology, 28, 379-403.

Prizant, Barry M./ Audet, Lisa R./ Burke, Grace M./ Hummel, Lauren J./ Maher, Suzanne R. & Theadore, Geraldine (1990): Communication disorders and emotional/behavioral disorders in children and adolescents. Journal of speech and hearing disorders, 55, 179-192.

Pschyrembel (1993): Medizinisches Wörterbuch. 257. Aufl., Berlin: de Gruyter.

Rapin, Isabelle/ Allen, Doris A. & Dunn, Michelle A. (1988): Developmental language disorders. In: Boller, Francois & Grafman, Jordan (Eds.): Handbook of neuropsychology. Child neuropsychology. Vol. 7. Amsterdam: Elsevier, S. 111-137.

Rausch, Monika (1997): Diagnostik des frühkindlichen Sprachverständnisses. Forum Logopädie, 6, 5-10.

Rice, Mabel L./ Oetting, Janna B./ Marquis, Janet/ Bode, John & Pae, Soyeong (1994): Frequency of input effects on word comprehension o children with specific language impairment. Journal of speech and hearing research, 37, 106-122.

Rickheit, Gert & Strohner, Hans (1993): Grundlagen der kognitiven Sprachverarbeitung. Modelle, Methoden, Ergebnisse. Tübingen: Francke.

Rizzo, Jean M. & Stephens, M. Irene (1981): Performance of children with normal and impaired oral language production on a set of auditory comprehension tests. Journal of speech and hearing disorders, 46, 150-159.

Rothweiler, Monika & Meibauer, Jörg (1999): Das Lexikon im Spracherwerb - Ein Überblick. In: Meibauer, Jörg & Rothweiler, Monika (Hrsg.): Das Lexikon im Spracherwerb. Tübingen: Francke, S. 9-31.

Rothweiler, Monika (1999): Neue Ergebnisse zum *fast mapping* bei sprachnormalen und bei sprachentwicklungsgestörten Kindern. In: Meibauer, Jörg & Rothweiler, Monika (Hrsg.): Das Lexikon im Spracherwerb. Tübingen: Francke, S. 252-276.

Sarimski, Klaus (1985): Sprachentwicklungsskalen. Deutsche Bearbeitung der Reynell Developmental Language Scales von Reynell, Joan (1983). München: Röttger.

Schöler, Hermann (1975): Verstehen und Imitation temporaler Satzformen. In: Grimm, Hannelore/ Schöler, Hermann & Wintermantel, Margret (Hrsg.): Zur Entwicklung sprachlicher Strukturformen bei Kindern. Weinheim: Beltz, S. 132-152.

Schöler, Hermann (1999): IDIS - Inventar diagnostischer Informationen bei Sprachentwicklungsauffälligkeiten. Heidelberg: Edition S.

Schöler, Hermann/ Dalbert, Claudia & Schäle, Heike (1991): Neuere Forschungsergebnisse zum kindlichen Dysgrammatismus. In: Grohnfeldt, Manfred (Hrsg.): Handbuch der Sprachtherapie. Störungen der Grammatik. Band 4. Berlin: Marhold, S. 54-82.

Schöler, Hermann/ Fromm, Waldemar & Kany, Werner (Hrsg.) (1998a): Spezifische Sprachentwicklungsstörung und Sprachlernen. Erscheinungsformen, Verlauf, Folgerungen für Diagnostik und Therapie. Heidelberg: Edition Schindele.

Schöler, Hermann/ Fromm, Waldemar & Kany, Werner (1998b): Zur Suche nach Bedingungsfaktoren der SSES: Beziehungen zwischen sprachlichen und sprachunspezifischen Leistungen. In: Schöler, Hermann/ Fromm, Waldemar & Kany, Werner (Hrsg.): Spezifische Sprachentwicklungsstörung und Sprachlernen. Erscheinungsformen, Verlauf, Folgerungen für Diagnostik und Therapie. Heidelberg: Edition Schindele, S. 207-222.

Schöler, Hermann/ Fromm, Waldemar & Kany, Werner (1998c): Die Spezifische Sprachentwicklungsstörung - eine sprachspezifische Störung? In: Schöler, Hermann/ Fromm, Waldemar & Kany, Werner (Hrsg.): Spezifische Sprachentwicklungsstörung und Sprachlernen. Erscheinungsformen, Verlauf, Folgerungen für Diagnostik und Therapie. Heidelberg: Edition Schindele, S. 275-294.

Schöler, Hermann/ Fromm, Waldemar & Schakib-Ekbatan, Karin (1998): Die spezifische Sprachentwicklungsstörung - Ein Name, verschiedene Störungsbilder? In: Schöler, Hermann/ Fromm, Waldemar & Kany, Werner (Hrsg.): Spezifische Sprachentwicklungsstörung und Sprachlernen. Erscheinungsformen, Verlauf, Folgerungen für Diagnostik und Therapie. Heidelberg: Edition Schindele, S. 95-110.

Schöler, Hermann & Spohn, Birgit (1997): Entwicklung des Inventars diagnostischer Informationen bei Sprachentwicklungsauffälligkeiten (IDIS). Arbeitsberichte aus dem Forschungsprojekt „Differentialdiagnostik", Bericht Nr. 5. Pädagogische Hochschule Heidelberg.

Schöler, Hermann & Spohn, Birgit (1998): Hören - Behalten - Nutzen: Die sprachunspezifischen Leistungen der SSES-Kinder. In: Schöler, Hermann/ Fromm, Waldemar & Kany, Werner (Hrsg.): Spezifische Sprachentwicklungsstörung und Sprachlernen. Erscheinungsformen, Verlauf, Folgerungen für Diagnostik und Therapie. Heidelberg: Edition Schindele, S. 177-205.

Seiler, Thomas Bernhard (1994): Zur Entwicklung des Verstehens - oder wie lernen Kinder und Jugendliche verstehen? In: Reusser, Kurt & Reusser-Weyneth, Marianne (Hrsg.): Verstehen. Psychologischer Prozeß und didaktische Aufgabe. Bern: Huber, S. 69-88.

Sharp, Margo (1999): Semantic pragmatic disorder. Verfügbar unter: Http://www.hyperlexia.org/sp1.html. Datum des Zugriffs: 12.04.1999.

Skarkis-Doyle, Elizabeth & Mullin, Kathleen (1990): Comprehension monitoring in language-disordered children: A preliminary investigation of cognitive and linguistic factors. Journal of speech and hearing disorders, 55, 700-705.

Slobin, Dan I. (1979): Psycholinguistics. Glenview, Ill.: Scott, Foresman & Co.

Stein, Nancy L. & Glenn, Christine G. (1979): An analysis of story comprehension in elementary school children. In: Freedle, Roy, O. (Ed.): New directions in discourse processing. New Jersey: Ablex, S. 53-120.

Stern, Clara & Stern, Wilhelm (1928): Die Kindersprache - eine psychologische und sprachtheoretische Untersuchung. 4., neubearb. Aufl., Leipzig: Barth.

Strohner, Hans (1990): Textverstehen. Kognitive und kommunikative Grundlagen der Sprachverarbeitung. Opladen: Westdeutscher Verlag.

Strohner, Hans & Nelson, Keith E. (1974): The young child's development of sentence comprehension: influence of event probability, nonverbal context, syntactic form, and strategies. Child development, 45, 567-576.

Szagun, Gisela (1996): Sprachentwicklung beim Kind. 6., vollständig überarb. Aufl., Weinheim: Psychologie Verlags Union.

Tallal, Paula (1990): Fine-grained discrimination deficits in language-learning impaired children are specific neither to the auditory modality nor to speech perception. Journal of speech and hearing research, 616-621.

Tallal, Paula/ Miller, Steve L./ Bedi, Gail/ Byma, Gary/ Wang, Xiaoqin/ Nagarajan, Srikantan S./ Schreiner, Christoph/ Jenkins, William M. & Merzenich, Michael M. (1996): Language comprehension in language-learning impaired children improved with acoustically modified speech. Science, 271, 81-84.

Tallal, Paula & Piercy, Malcolm (1973a): Defects of non-verbal auditory perception in children with developmental aphasia. Nature, 241, 468-469.

Tallal, Paula & Piercy, Malcolm (1973b): Developmental aphasia: Impaired rate of non-verbal processing as a function of sensory modality. Neuropsychologica, 11, 389-398.

Tallal, Paula & Piercy, Malcolm (1974): Developmental aphasia: Rate of auditory processing and selective impairment of consonant perception. Neuropsychologica, 12, 83-93.

Tallal, Paula/ Stark, Rachel/ Kallman, Clayton & Mellits, David (1981): A reexamination of some nonverbal perceptual abilities of language-impaired and normal children as a function of age and sensory modality. Journal of speech and hearing research, 24, 351-357.

Terhorst, Evamaria (1995): Textverstehen bei Kindern. Zur Entwicklung von Kohärenz und Referenz. Opladen: Westdeutscher Verlag.

Thal, Donna/ Tobias, Stacy & Morrison, Deborah (1991): Language and gesture in late talkers: A 1-year follow-up. Journal of speech and hearing research, 34, 604-612.

Trauner, Doris A./ Ballantyne, Angela/ Chase, Christopher & Tallal, Paula (1993): Comprehension and expression of affect in language-impaired children. Journal of psycholinguistic research, 22, 445-452.

Van der Lely, Heather K. J. (1993): Specific language impairment in children: Research findings and their therapeutic implications. European journal of disorders of communication, 28, 247-261.

Van der Lely, Heather K. J. (1994): Canonical linking rules forward versus reverse linking in normally developing and specifically language-impaired children. Cognition, 51, 29-72.

Van der Lely, Heather K. & Dewart, Hazel (1986): Sentence comprehension strategies in specifically language impaired children. British journal of disorders of communication, 21, 291-306.

Van der Lely, Heather K. J. & Harris, Margaret (1990): Comprehension of reversible sentences in specifically language-impaired children. Journal of speech and hearing disorders, 55, 101-117.

Van der Lely, Heather K. J. & Howard, David (1993): Children with specific language impairment: Linguistic impairment or short-term memory deficit? Journal of speech and hearing research, 36, 1193-1207.

Veit, Sabine Elisabeth (1986): Das Verständnis von Plural- und Komparativformen bei (entwicklungs)dysgrammatischen Kindern im Vorschulalter. In: Kegel, Gerd/ Arnhold, Thomas/ Dahlmeier, Klaus/ Schmid, Gerhard & Fischer, Bernd (Hrsg.): Sprechwissenschaft und Psycholinguistik. Beiträge aus Forschung und Praxis. Opladen: Westdeutscher Verlag, S. 217-286.

Veit, Sabine Elisabeth (1992): Sprachproduktion, Sprachverständnis und Verhalten bei dysgrammatisch sprechenden Vorschulkindern. Unveröffentlichte Dissertation, Ludwig-Maximilians-Universität München.

Veit, Sabine Elisabeth (1994): Sprachentwicklung, Sprachauffälligkeit und Zeitverarbei-tung. Eine Longitudinalstudie. In: Kegel, Gerd/ Arnhold, Thomas/ Dahlmeier, Klaus/ Schmid, Gerhard & Fischer, Bernd (Hrsg.): Sprechwissenschaft und Psycholinguistik 6. Opladen: Westdeutscher Verlag, S. 125-187.

Veit, Sabine E. & Castell, Rolf (1992): Sprachproduktion und Sprachverständnis bei dysgrammatisch sprechenden Vorschulkindern. Zeitschrift für Kinder und Jugendpsychiatrie, 20, 12-21.

Volterra, Virginia/ Bates, Elizabeth/ Benigni, Laura/ Bretherton, Inge & Camaioni, Luigia (1979): First words in language and action: A qualitative look. In: Bates, Elizabeth/ Benigni, Laura/ Bretherton, Inge/ Camaioni, Luigia/ Volterra, Virginia/ Carlson, Vicki/ Carpen, Karlana & Rosser, Marcia (Eds.): The emergence of symbols. Cognition and communication in infancy. London: Academic Press, S. 141-222.

Weinert, Sabine (1994): Interventionsforschung und Interventionspraxis bei dysphasisch-sprachgestörten Kindern: Psychologische Perspektiven. In: Grimm, Hannelore & Weinert, Sabine (Hrsg.): Intervention bei sprachgestörten Kindern. Voraussetzungen, Möglichkeiten und Grenzen. Stuttgart: Fischer, S. 33-57.

Weinert, Sabine/ Grimm, Hannelore/ Delille, Gabriele & Scholten-Zitzewitz, Reinhild (1989): Was macht sprachgestörten Kindern das Textverstehen so schwer? Heilpädagogische Forschung, 15 (1), 25-37.

Weltgesundheitsorganisation (1993): The ICD-10 classification of mental and behavioural disorders. Deutsche Übersetzung: Dilling, Horst/ Mombour, W./ Schmidt, M. H. & Schulte-Markwort, E. (Hrsg.): Internationale Klassifikation psychischer Störungen. ICD-10 Kapitel V (F). Klinisch-diagnostische Leitlinien. 2., korr. und bearb. Aufl., Bern: Huber.

Wetstone, Harriet S. & Friedlander, Bernard Z. (1973): The effect of word order on young children's responses to simple questions and commands. Child development, 44, 734-740.

Wettstein, Peter (1995): Psycholinguistischer Sprachverständnis- und Sprachentwicklungstest. Uster: Verlag BSSI.

Whitehurst, Grover, J. (1981): Commentary. In: Horowitz, Frances Degen (Ed.): Monographs of the society for research in child development. Serial no. 192, vol. 46, no. 5. Chicago: University Press, S. 58-65.

Wimmer, Heinz (1982): Zur Entwicklung des Verstehens von Erzählungen. Bern: Huber.

Wriedt, E. (2000, Juni): Rezeptive vs. express. Sprachentwicklungsstörung. In: Abstracts. Interdisziplinäre Tagung über Sprachentwicklungsstörungen. München.

Wrobel, Heike (1994): Sprachverstehen als kognitiver Prozeß: Zur Rezeption komplexer Temporalsätze. Opladen: Westdeutscher Verlag.

Wurst, Franz (1978): Sprachprüfung für Kleinkinder. Deutsche Bearbeitung des Preschool Language Manual von Zimmermann, Irla Lee/ Steiner, Violette G. & Evatt, Roberta L. (1967): Wien: Österreichischer Bundesverlag für Unterricht, Wissenschaft und Kunst.

Wygotski, Lew (1987): Arbeiten zur psychischen Entwicklung der Persönlichkeit. In: Lompscher, Joachim (Hrsg.): Ausgewählte Schriften, Band 2. Köln: Pahl-Rugenstein.

Wyke, Maria (1978) (Hrsg.): Developmental dysphasia. London: Academic Press.

Zimmer, Caroline (1999): Dysgrammatismus - Prosodie - Rhythmus. In: List, Gudula (Hrsg.): Kölner Arbeiten zur Sprachpsychologie. Frankfurt a. M.: Lang.

Zollinger, Barbara (o. J.): Pizzamiglio. Sprachverständnistest für 4- bis 8jährige Kinder. Winterthur: Zentrum für kleine Kinder.

Zollinger, Barbara (1994): Störungen des Sprachverständnisses. Entwicklung und Erscheinungsbilder. In: Hollenweger, Judith & Schneider, Hansjakob (Hrsg.): Sprachverstehen beim Kind. Beiträge zu Grundlagen, Diagnose und Therapie. Luzern: Edition SZH, S. 109-121.

Zollinger, Barbara (1997a): Die Entdeckung der Sprache. 3., durchges. Aufl., Bern: Haupt.

Zollinger, Barbara (1997b): Spracherwerbsstörungen. Grundlagen zur Früherfassung und Frühtherapie. 4., unveränd. Aufl., Bern: Haupt.

Anhang

Der Anhang enthält die Auswertung von ESGRAF. Auf der nächsten Seite ist der Auswertungsbogen abgebildet. Die Äußerungen Kevins finden sich mit laufender Numerierung im folgenden Transkript. Die Äußerungen der Untersucherin bleiben unnummeriert und entsprechen den Angaben der vorstrukturierten Spielsituationen von ESGRAF. Da ESGRAF eine Analyse der grammatischen Fähigkeiten anstrebt, reicht die literarische Umschrift in diesem Falle für die Transkription aus, Lautsubstitutionen und Lautellisionen werden aber berücksichtigt. Sofern Kevins Handlungen Hinweise auf sein Sprachverstehen liefern (s. 4.2), werden sie in *kursiver Schrift* hinzugefügt. Alle Kodierungen richten sich nach den Vorgaben von ESGRAF, die im vorliegenden Fall verwendeten Kodierungen sind:

( )   vermutete Zielstruktur des Kindes / Reaktion des Kindes
(...) unverständliche Äußerung
[...] nicht analysierte Äußerungen wie z. B. „ja", „nein", „hallo", „tschüß", etc.
\+   korrekt / vollständig
−   falsch / unvollständig

ESGRAF Auswertungsbogen

Name, Vorname...Kevin............... Alter..4;11...... Klasse........
Datum................30.06.2000................ Untersucher....CS.........

Subjekt-Verb-	korrekt -O:	-n: 1	-t: 8	-e: 14	-st: 1	Andere:9		
Kongruenz	falsch -O:	-n:	-t: 1	-e:	-st: 3	Andere:		
Kasus				Partizip	falsch: 3 richtig: 6		[Konjunktiv:]	Futur I:
					Nominativ im Akkusativkontext: 2		Akkusativ im Dativkontext:	
					Dativkontext:		Akkusativ im Akk.kontext: 13	
							Korrekter Dativ:	
Numerus		korrekt:	-n: 2	-(e)n: 2	-0: 1	-e:	Uml+-e:	-er: -s: 1 Uml+-er: Uml:
		falsch:	-n: 1	-(e)n: 1	-0: 1	-e: 1	Uml+-e: 1	-er: 2 -s: Uml+-er: 1 Uml:
Genus	**Nominativ**	korrekt: 1				Andere		korrekt: 7
		falsch:						falsch: 2
Satzstruktur	Hauptsatz				SV-Inversion:		Nebensätze mit Verb-Endstellung: 2	
	Verb-Zweitstellung: 16				fehlende SV-Inv.:		- mit anderer Verbstellung:	
	Verb-Endstellung: 1				Verbtrennung:			
Auslassungen	Subjekt: 6	Verb/Hilfsverb: 3						
	Präpositionen:	Artikel:						
Konstituenten	Hilfsverben:							

Komplexe Syntax Subordinierende Konjunktionen:

	Verst	Prod			Verst	Prod
Relativsatz				Temporalsatz		
Indirekte Frage	-			Kausalsatz	-+	
				Finalsatz		
				Konditionalsatz		

1. Spielsequenz: Die Familie stellt sich vor

Das sind zwei Kinder, die wollen heute zusammen spielen.
1: Ich nehme das.
Du nimmst das? Na gut, dann nehme ich das hier. Mein Kind ist ein Mädchen und heißt Anna.
2: Ich hab einen Lungen (Jungen).
Und wie heißt der?
3: [Weiß nicht.]
Weißt du nicht? Wollen wir mal zusammen überlegen?
4: [Guck mal.]
Ja, da ist ein Bagger. Welche anderen Jungennamen...
5: Zeig mal wie das aussieht.
Wie bitte?
6: Zeig mal wie der aussieht.
Ja, den können wir uns gleich angucken. Wir müssen uns erst einmal einen Namen für das Kind überlegen.
7: Deins?
Das ist nicht meins. Komm mal her, den schieben wir noch einmal zurück und holen den gleich raus, okay!
8: [Ich bagger.]
Ist das der Tim?
9: [Ja.]
Okay, dann heißt du Tim und ich bin die Anna. Guck mal Tim, das ist meine Familie. Der Mann, der hinter dem Stuhl steht, ist mein Opa. Gehst du zu ihm und sagst ihm „Guten Tag"!
Kevin geht zu der Spielfigur, die neben dem Stuhl steht.
10: [Guten Tag.]
Und du Tim, die Frau ist meine Mutter. Gehst du zu ihr und fragst sie, ob wir einkaufen gehen können!
11: Darf einkaufen gehen?
Klar dürft ihr einkaufen gehen. Ich habe schon alles vorbereitet. Ich hol's mal gerade. Hier sind zwei Einkaufskörbe. Guck mal, der gelbe Korb ist für dich, Tim. Und der lila Korb ist für die Anna.
12: (...) noch kaufen.
Genau. Guck mal. Das ist dein Korb. Und das ist Annas Korb.
13: Hier einkaufen.
Genau. Wie viele Sachen kaufst du denn?
14: Äh, Apfel, Banane.
Nein, wie viele Sachen, zähl mal. Ich kaufe eins, zwei, drei Sachen.
15: [Und ich eins, zwei, drei, vier.]
Vier? Ja aber du kaufst noch mehr Sachen.
16: [Eins, zwei, drei, vier, fünf, sechs, sieben, acht, neun.]
Genau, du kaufst neun Sachen.
17: [So kauf.]
Moment, wir müssen erst noch in den Einkaufsladen gehen.
18: Is was rin? (Ist da was drin?)
Nee, da ist nichts drin. Du Tim, kaufst du, ich muß mal raten, kaufst du eine Banane?
19: [Ja.]
Kaufst Du einen Stift?

20: [Ja.]
Echt, du kaufst einen Stift? Kaufst du einen Hund?
21: [Ja.]
Ja? Jetzt rate du mal was ich kaufe.
22: Kauf eine Banane?
Nein, ich kaufe keine Banane.
23: Einen Hund, eine Katze?
Nein. Kaufst du eine Katze?
24: [Ja.]
Aha.
25: Zwei Katze und zwei Hunden.
Achso, na gut. Und rat noch mal, was ich kaufe!
26: Du kauf Apfel?
Nein, ich kaufe einen Stift, eine Tüte und ein Bonbon.
27: Ein Stift, eine Tüte, ein Bonbon.
Mmm. Aber du Tim, ich muß euch noch was sagen. Und zwar müßt ihr von jeder Sache zwei kaufen. Eins für den Opa, und eins für mich. Einverstanden? Okay, dann tschüß. Dann könnt ihr losgehen. Moment, wir tun die Familie mal weg, so, und zaubern den Einkaufsladen her.

2. Spielsequenz: Einkaufen gehen

Guck mal, das ist der Einkaufsladen. So viele Sachen können wir kaufen.
28: Oh, ein Bonbon.
Ja, Moment Moment, hol die mal aus deinem Korb raus. Du mußt mir sagen, was du kaufst, und ich geb dir das dann. Was kaufst du? Guck mal, hier ist deine Liste, und da steht das alles drauf.
29: Äh, bitte Bonbons.
Wie viele denn?
30: [Äh, eins, zwei, grei (drei), vier.]
Was hat die Mutter gesagt? Wie viele Sachen sollen wir immer kaufen?
31: Bonbons. Zwei Bonbons.
Super, zwei Bonbons. Bitteschön Tim.
32: Und bitte Las. Zwei Las (Gläser).
Zeig mir mal, wo sind die? Ah ja, okay, zwei.
33: Oh, echte?
Ja, das sind echte.
34: Aber sind die nicht aus Las.
Die sind aus Glas, aus echtem Glas.
35: Aber (...) kaputt.
Ja, da muß man vorsichtig sein.
36: Und bitte eine Sautung (Zeitung).
Nur eine?
37: [Zwei.]
Zwei. Zwei was? Wie heißt das?
38: [Sautung.]
Okay, bitteschön.
39: Danke. Und bitte noch Nüs, noch Schlüssel.

Mmm, zwei Schlüssel, ne, dankeschön.
40: Und noch bitte Eiers.
Mmm, zwei. Soll ich die ins Glas legen?
41: Und bitte noch äh Banane.
Mmm, wie viele?
42: [Eins, zwei.]
Ich geb dir mal vier, ich hab die nur so am Stück. Bitteschön.
43: Und bitte noch ein noch die hier.
Mmm, das ist eine Nuß.
44: Eine Nuß.
Brauchst du eine oder zwei?
45: [Eins, zwei, grei (drei), vier.]
Wie viele brauchst du?
46: [Vier.]
Vier was? Vier Nüsse, ne. Eins, zwei. Ich geb dir mal zwei, die Mutter hat gesagt immer zwei.
47: Und bitte Erdbeeren, zwei Erdbeeren.
Mmm, zwei Erdbeeren. Steht das auf deiner Liste drauf?
48: [Äh, nein.]
Ist egal, dann hast du halt etwas mehr gekauft.
49: [Das war's.]
Das war's, na gut, okay. Dann sag mir mal, was alles in deinem Korb ist, dann tippe ich das in die Kasse ein.
50: Bonbons, Banane.
Wie viele?
51: Vier. Und zwei Schlüssen, und zwei Erdbeeren, und zwei Nüssel.
Super, zwei Nüsse.
52: Und zwei Eiers.
Das macht 20 Mark.
53: Oder vorsicht (vorsichtig) sein.
Ja, mußt du vorsichtig sein, stimmt. 20 Mark bitteschön.
54: [Ja?]
Dankeschön. Okay, jetzt möchte ich einkaufen. Bist du der Verkäufer?
55: [Ja.]
Okay, also Tim. Ich brauche zwei Stifte.
56: Zwei Stifte.
Haben Sie da verschiedene Farben?
57: [Ja.]
Welche Farben haben sie denn?
58: [Grün und äh schwarz.]
Das war's? Dann hätte ich gerne den grünen Stift und den schwarzen. Den anderen tue ich mal weg. Dann brauche ich zwei Tüten.
59: Die hier?
Mmm.
60: [(...) groß].
Die ist groß. Ich brauche aber zwei Tüten.
61: Zwei? Ich hab keine mehr.
Guck mal genau hin. Ich glaube, du hast noch eine Tüte. Was ist denn das da? Super, und dann brauche ich noch zwei Bonbons.
62: Zwei Bonbons, eins zwei.

Dankeschön. Wie teuer ist das?
63: [Vier Mark dreißig Pfennig.]
Vier Mark. Kannst du mir gerade noch mal sagen, was ich alles in meinem Korb habe, damit ich sehe, was ich alles habe. Sag mir mal, was alles in dem Korb ist.
64: Bonbons, Tüten, und noch?
Ist noch was in dem Korb?
65: Gucke mal.
Guck mal.
66: Stiften!
Stifte, okay, ich habe alles. Gut, vier Mark, bitteschön. Danke.
67: Ah, mein Bonbon.
Dein Bonbon, genau. Hast du gut eingekauft, da wird sich die Mutter freuen.

An dieser Stelle wurde der HSET (s. 3.2.1) durchgeführt. Da die Anzahl der mittels ESGRAF evozierten Äußerungen sehr gering ist, wird das spontane Gespräch, das nach der Durchführung des HSET entsteht, mit in die Auswertung von ESGRAF aufgenommen.

Hast du schon einmal einen echten Elefanten gesehen?
68: In Zoo.
Im Zoo?
69: Mit Niefern (Nilpferden).
Mit was?
70: Mit Niffern.
Mit Nilpferden?
71: Mmm. Hat auch mal den Mund aufemacht (aufgemacht).
Das sieht komisch aus.
72: Sooo große Zähn.
(...)
73: Der is auch mal hier schwimmt.
Was hat der gemacht?
74: Der der hat den Mund aufemacht, so, und dann so runter das, und dann is der in in in meine Lover (Pullover) lelutscht (gelutscht).
Dann hat der an deinem Pullover gelutscht?
75: [Ja.]
Das war aber ein böser.
76: Dabei gar nich ein Lutscher is.

3. Spielsequenz: Auto fahren

Guck mal, das hier ist die Tankstelle.
77: Oh, is ein echter?

Das ist keine echte Tankstelle, aber wir denken jetzt einfach, daß das eine Tankstelle ist. Guck mal, der Tim möchte bestimmt mitfahren. Komm, wir tanken zuerst, damit die Autos ganz schnell fahren.
78: *Kevin zeigt erst dann eine Reaktion, nachdem die Untersucherin mit ihrem Auto getankt hat und schnell fährt.*
Du Tim, warum fährt dein Auto so schnell? Warum fährt dein Auto so schnell, kannst du mir das sagen?
79: Ich hab so lang getankt.
Genau, weil du so lange getankt hast.
80: [Oh oh, guck mal letzt (jetzt). Ohne Männchen.]
Ja die Männchen müssen aber mitfahren, ohne Männchen können die gar nicht fahren. Komm, wir geben ganz viel Gas, damit die Autos schön viel Krach machen.
81: *Kevin macht mit seinem Auto Krach.*
Du, warum macht dein Auto so viel Krach?
82: [Weiß nicht.]
Weißt du nicht? Das macht aber ganz schön viel Krach. Weißt du was, wir fahren jetzt ganz schnell, damit die Autos in den Kurven umkippen.
83: *Kevin fährt schnell.*
84: Und mach das kaputt.
85: Schnell fahren, guck. *Er fährt die Tankstelle um.*
Warum ist dein Auto umgekippt? Du Tim, warum ist dein Auto umgekippt?
86: Weiß nicht, war das schneller.
Weil du so schnell warst?
87: Ja. Der Tim ist zu Hause.
Ja.
88: Papa ist im Auto.
89: Cool, ich schneller.
Du, ich glaub jetzt habe ich eine Panne. Mein Reifen ist kaputt. Ich kann gar nicht mehr Auto fahren. Der Reifen ist kaputt, kann ich nicht mehr weiterfahren.
90: [Aber ich, guck.]
Du kannst noch fahren? Ja, dann mußt du alleine fahren.
91: Kann nich mehr fahren.
Du, wollen wir etwas anderes spielen, Tim? Ich kenne ein supertolles Versteckspiel. Wollen wir Verstecken spielen?
92: Nein, will Auto fahren.
Du willst noch Auto fahren? Wollen wir mit dem Auto Verstecken spielen?
93: [Ja.]
Gut, dann räume ich mal das kaputte Auto weg, das brauchen wir nicht mehr.
94: Aber nicht die ganzen.
Nee, das Auto, was noch funktioniert, das bleibt erst mal hier.
95: Dein Auto kaputt. Zeig mal.
Ja, der Reifen ist kaputt. Kann nicht mehr fahren, das Auto.
96: Das dreht nicht mehr.
Ja, das geht nicht mehr.
97: So, dreht nicht mehr.

4. Spielsequenz: Versrecken spielen

Das Auto, das können wir jetzt verstecken. Und wir müssen immer raten, wo wir das Auto versteckt haben. Und immer, wenn wir richtig geraten haben, bekommen wir einen Punkt, okay. Und wer hinterher die meisten Punkte hat, der hat gewonnen. So. Erst mal müssen wir uns überlegen, Tim, wo wir das Auto verstecken können. Hier beim Stuhl. Versteck das Auto mal unter dem Stuhl.
98: Unter. *Kevin versteckt das Auto unter dem Stuhl, also am richtigen Ort.*
Mmm. Versteck, setzt du dich mal hierhin, dann können wir besser sehen. Versteck das Auto mal auf dem Stuhl.
99: In die Stuhl. *Er läßt das Auto unter dem Stuhl.*
Nee, das Auto steht auf dem Stuhl, so. *Stellt das Auto auf den Stuhl.* Und versteck das Auto mal vor dem Stuhl.
100: *Kevin versteckt das Auto unter dem Stuhl.*
Nein, das ist unter. So ist vor dem Stuhl, okay?
101: [Stuhl, Auto.]
Wer möchte zuerst suchen, du oder...
102: [Ich!]
Dann mach mal deine Augen zu, Tim.
Wohin habe ich das Auto gestellt? Sag's mir mal. Wohin habe ich das Auto gestellt?
103: Auto stellt.
Ja, wohin habe ich das Auto gestellt. Rate mal. Auf den Stuhl oder unter den Stuhl?
104: Unter Stuhl, hier!
Genau, hast du richtig gesagt, du bekommst einen Punkt. Gut, okay, dann mußt du noch einmal die Augen zumachen. Augen zu, und ich versteck das Auto. Nicht gucken! Wohin habe ich das Auto gestellt? Nicht gucken, raten.
105: Hab ein Auto stellt. Ich kann (...) nicht sehen.
Nee, du sollst das auch nicht sehen. Du mußt raten. Wohin habe ich das Auto gestellt?
106: [Hier?]
Du mußt mir das sagen.
107: (...) Auto stellt.
Ja wohin denn? Hast du's gefunden?
108: [Ja.]
Und? Wohin habe ich das Auto gestellt?
109: (...) Auto stellt.
Auf den Stuhl.
110: Auf den Stuhl.
Genau, richtig, dann bekommst du einen Punkt.
111: Ja, ich hab zwei.
Du hast schon zwei Punkte.
112: Du bist jetzt.
Einmal muß ich noch verstecken. Und du mußt noch einmal raten. Und dann tauschen wir, okay. Augen zu. Wohin habe ich das Auto gestellt?
113: Wo (...) oben oder unten?
Genau, das mußt du mir sagen.
114: Oben oder unten?
Wohin? Oben oder unten?
115: [Hier.]
Hast du's gefunden?. Ja du mußt mir erst sagen, wohin ich das Auto gestellt habe.

116: (...) Auto stellt.
Auf den Stuhl oder unter den Stuhl?
117: Unter den Stuhl.
Genau, richtig, super. Jetzt bin ich dran. Augen zu.
118: [Hallo!]
Ja?
119: [Mach!]
Du mußt erst was fragen. Darf ich schon suchen?
120: [Ja.]
Okay, das Auto ist unter dem Stuhl. Falsch. Dann bekomme ich keinen Punkt. Muß ich noch einmal probieren.
121: [Ja.].
Ich mache die Augen zu.
122: Unten oder oben?
Das Auto ist unter dem Stuhl. Oh, das ist ja schon wieder falsch. Da habe ich schon wieder falsch geraten, so etwas blödes.
123: Ich hab (...).
Du hast schon drei Punkte, und ich hab noch keinen Punkt. Aber einmal darf ich noch raten.
124: Ja. Unten oder oben?
Jetzt ist das Auto unter dem Stuhl. Du hast mich reingelegt. Ich habe keinen einzigen Punkt. Ich glaube du hast gewonnen. Herzlichen Glückwunsch, Tim.
125: Oh, ich habe Punkte.
Ja, wie viele Punkte hast du?
126: [Eins, zwei, drei.]
Drei Punkte, und ich habe keinen. Na gut, dann räumen wir den Stuhl mal wieder weg.
127: Aber nich den Auto.
Nein, das Auto bleibt hier.

5. Spielsequenz: Telefonieren

Guck mal, das Telefon hat geklingelt.
128: [Ding dong.]
Geh mal gucken, wer dran ist.
129: [Hallo?]
Hallo, hier ist die Mutter, ich wollte mal fragen, was ihr heute alles gemacht habt.
130: Wir haben Stecken (Verstecken) gespielt.
131: Autos gemachen (gefahren).
132: Und ich habe zwei, drei Punkte, und meine Schwester nicht.
133: Komm gleich, okay!
Okay, du, sagst du der Mutter noch, hm, fragst du die Mutter noch, ob wir die Cola trinken dürfen, die im Kühlschrank steht?
134: Ja. Darf die Cola trinken?
Ja, ihr dürft die Cola trinken.
135: [Ja, jippieh.]
Moment, und fragst du noch, ob wir Fernseh gucken dürfen, bevor wir ins Bett müssen?
136: Ja. Darf Fernseh gucken Bett gehen?
Ja, ihr dürft Fernseh gucken, bevor ihr ins Bett geht, aber nur ein bißchen.

137: [Ja.]
Bis gleich, tschüß.
138: Ich hol die Cola.
Ja, hol mal die Cola. Du, ich bin jetzt ganz müde, Tim, ich gehe jetzt schlafen. Ich gehe nach Hause und lege mich schlafen. Wir haben so viel erlebt. Wir haben so tolle Sachen gemacht. Ich gehe jetzt schlafen.
139: Ich gucke Fernsehen.
Du guckst Fernsehen, na gut.
140: [Oh cool. Hey hey Wickie.]
141: Kenn Wickie?
Ich kenne Wickie, ja.
142: [Und Heidi?]
Heidi kenne ich auch, ja.
143: [Pokemon?]
Ja, die Pokemons kenne ich auch.
144: Oh, spannend. Oh, ich bin müde.
Mmm.
145: Der Papa hat wieder das Auto repariert.
Das ist wieder repariert? Oh super, kann das wieder fahren?
146: [Ja.]
Das ist ja toll. Das find ich ja gut.
147: Oh oh, mein Auto kaputt.
Dein Auto ist jetzt auch kaputt?
148: [Ja, guck.]
Oh ja, und jetzt?
149: Mein Papa reparieren.
Das muß dein Papa reparieren.
150: (...) wieder repariert.
Jippieh, dann können wir weiterfahren. Wohin fahren wir denn?
151: In Deutschland, komm.

KÖLNER ARBEITEN ZUR SPRACHPSYCHOLOGIE

Herausgegeben von Prof. Dr. Gudula List

Band 1 Meike Lonczewski: Der Therapieerfolg bei älteren Aphasikern. 1990.

Band 2 Asta Limbach: Von der "Integration" der Gebärdensprache. Gehörlose im Spannungsfeld von Sonder- und Regelschule. 1991.

Band 3 Dorothee Joosten-Weiser: Multiple Sklerose als sprachheilpädagogisches Problem. 1991.

Band 4 Joachim Nöth: Gebärdenspracherwerb und funktionelle Asymmetrien der Hirnhemisphären. Ergebnisse aus der experimentellen und klinischen Neuropsychologie. Eine kritische Bestandsaufnahme. 1992.

Band 5 Sabine Maria Graap: Aphasische Störungen der Schriftsprache im Spiegel der japanischen Zeichensysteme. 1993.

Band 6 Stefanie Kneip: Hyperfunktionelle Stimmstörungen bei Erwachsenen. 1996.

Band 7 Anja Leist: Griechisch-deutsche Zweisprachigkeit und nonverbale Kommunikation. Eine Untersuchung über Gestik und Mimik mit Vorschulkindern. 1996.

Band 8 Anja Schüßler: Gehörlosigkeit und Lautsprachtext. Zum Stand von Leseforschung und Didaktik. 1997.

Band 9 Caroline Zimmer: Dysgrammatismus – Prosodie – Rhythmus. Zur Sprachverarbeitung und Sprachtherapie. 1999.

Band 10 Annette Kreuz: Metaphonologische Fähigkeiten und Aussprachestörungen im Kindesalter. 2000.

Band 11 Claudia Schlesiger: Sprachverstehen bei spezifischer Sprachentwicklungsstörung. Grundlagen und Diagnostik. 2001.

Annette Kreuz

Metaphonologische Fähigkeiten und Aussprachestörungen im Kindesalter

Frankfurt/M., Berlin, Bern, Bruxelles, New York, Oxford, Wien, 2000.
204 S., zahlr. Abb. u. Graf.
Kölner Arbeiten zur Sprachpsychologie. Bd. 10
Herausgegeben von Gudula List
ISBN 3-631-35543-2 br. DM 65.–*

Die Autorin befaßt sich mit den Zusammenhängen von Aussprachestörungen im Kindesalter und der Entwicklung metaphonologischer Fähigkeiten, d. h. den Fähigkeiten des Kindes, sich kognitiv mit den lautlichen Strukturen der Sprache auseinanderzusetzen. Sie geht der Frage nach, wie diese Zusammenhänge analytisch erfaßt und förderdiagnostisch nutzbar gemacht werden können. Dabei wird der internationale Forschungsstand in den bisher getrennt betrachteten Bereichen zusammengeführt.
Sowohl die Arbeiten zum Ausspracheerwerb und dessen Störungen als auch das breite Feld der Forschungen zu den metasprachlichen Fähigkeiten liefern hier wichtige Beiträge. Ihre Erkenntnisse münden in dem Entwurf eines Untersuchungsbogens zu metaphonologischen Fähigkeiten, der einer ersten Erprobung unterzogen wird.
Das Buch spricht ein interessiertes Publikum aus Wissenschaft und Praxis an.

Aus dem Inhalt: Erwerb der Aussprache · Erwerb metasprachlicher und metaphonologischer Fähigkeiten · Störungen der Aussprache · Bemessung metaphonologischer Fähigkeiten in der Diagnostik von Aussprachestörungen · Konzeption eines Untersuchungsbogens zu metaphonologischen Fähigkeiten im Kindesalter · Falldarstellungen mit Analyse

Frankfurt/M · Berlin · Bern · Bruxelles · New York · Oxford · Wien
Auslieferung: Verlag Peter Lang AG
Jupiterstr. 15, CH-3000 Bern 15
Telefax (004131) 9402131

*inklusive Mehrwertsteuer
Preisänderungen vorbehalten
Homepage http://www.peterlang.de

www.ingramcontent.com/pod-product-compliance
Ingram Content Group UK Ltd.
Pitfield, Milton Keynes, MK11 3LW, UK
UKHW021839140426
5217IPUK00022B/1513